运动与肥胖性心脏重塑m6A甲基化机制调控

徐祖杰　著

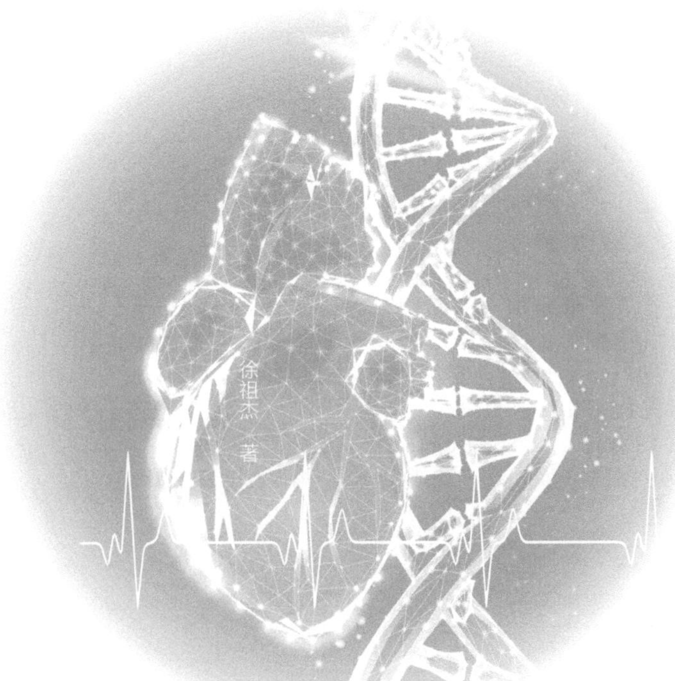

化学工业出版社
·北京·

内容简介

本书内容主要包括运动与肥胖性心脏重塑研究进展、中等强度连续训练（MICT）和高强度间歇训练（HIIT）对肥胖性心肌重塑的改善效应、运动对肥胖者心肌 m6A 甲基化的影响、m6A 甲基转移酶 METTL3 改善心肌细胞损伤的作用和机制等内容。本书在概述运动与肥胖相关心肌病研究进展的基础上，以运动调节 m6A 甲基转移酶 METTL3 对高脂饮食诱导的肥胖性心肌重塑的改善效应为问题切入点，对中等强度连续训练（MICT）、高强度间歇训练（HIIT）在慢性疾病的预防和治疗方面的作用，特别是对肥胖性心肌重塑的生物学效应进行了系统的论述。本书为运动防治肥胖性心肌重塑提供了实验参考和理论依据，也为临床应用提供指导，可为运动医学的研究者、临床医生以及相关领域的学者提供参考。

图书在版编目（CIP）数据

运动与肥胖性心脏重塑：m6A 甲基化机制调控 / 徐祖杰著. -- 北京：化学工业出版社，2025. 11.
ISBN 978-7-122-49073-5

Ⅰ. R161. 1；R589. 2

中国国家版本馆 CIP 数据核字第 2025V5M411 号

责任编辑：赵兰江　　装帧设计：张　辉
责任校对：杜杏然

出版发行：化学工业出版社
（北京市东城区青年湖南街 13 号　邮政编码 100011）
印　　装：北京建宏印刷有限公司
710mm× 1000mm　1/16　印张 7　字数 117 千字
2026 年 3 月北京第 1 版第 1 次印刷

购书咨询：010-64518888　　售后服务：010-64518899
网　　址：http: //www. cip. com. cn
凡购买本书，如有缺损质量问题，本社销售中心负责调换。

定　　价：98. 00 元

前言

心血管疾病是全球主要的死亡原因之一。肥胖作为心血管疾病的独立危险因素，流行病学、临床和实验研究均支持一种称为“肥胖相关心肌病”的存在，这种疾病的发展独立于高血压、冠状动脉疾病和其他心脏病。轻度至中度肥胖个体心脏结构异常，表现出亚临床左心室功能障碍，最终发展为心力衰竭。因此，改善肥胖患者左心室收缩和舒张功能，抑制心肌病理性重塑，对于提高患者的生存率及生活质量具有重要意义。

运动作为减脂减重的有效方式，也是促进心血管健康的重要干预手段。运动可以通过抑制炎症和氧化应激水平、改善线粒体功能障碍和心肌脂毒性、抑制细胞凋亡和心肌纤维化以及调节表观遗传修饰等途径，提高肥胖个体心肌结构和功能，进而改善肥胖性心肌重塑。中等强度连续训练（Moderate-intensity continuous training，MICT）因其安全有效一直以来被认为是对心血管病患者最有益的训练方式。目前的心血管疾病预防和康复指南建议心血管病患者每周进行 150～180 分钟的 MICT。高强度间歇训练（High-intensity interval training，HIIT）作为健身领域提高身体表现的训练方法，近年来在慢性疾病的预防和治疗方面受到了广泛关注。然而，MICT 和 HIIT 对肥胖性心肌重塑的生物学效应是否存在差异，目前尚无统一结论，作用机制也不完全清楚。

运动可通过调控表观遗传学发挥心血管保护效应。N6-甲基腺苷（N6-methyladenosine，m6A）甲基化修饰是真核生物 mRNA 中普遍且丰富的内部修饰。甲基转移酶样 3（Methyltransferase like 3，METTL3）是首个被发现能够催化 m6A 的甲基化酶，并且参与了代谢性心肌病的病理生理过程。本书第 1 章介绍了研究背景、研究目的和研究内容。第 2 章系统综述了近些年关于运动、肥胖性心脏重塑和 m6A 甲基化修饰等研究前沿和热点。第 3 章通过高脂饮食诱导小鼠肥胖模型，进行 8 周 MICT 和 HIIT 干预，比较了 MICT 和 HIIT 对高脂饮食诱导的肥胖性心肌重塑的改善效应。第 4 章通过甲基化 RNA 免疫沉淀和转录组技术绘制 m6A 修饰图谱，探讨了 m6A 甲基化修饰在运动改善肥胖性心肌重塑中的作用。第 5 章通过培养离体心肌细胞，采用棕榈酸、si-METTL3、Nrf2 抑制剂 ML385 和 PPARα 激动剂 Wy-14643 干预，探讨其分子机制。

本书的研究成果不仅为运动防治肥胖性心肌重塑提供了实验参考和理论依据，进一步丰富了运动促进心血管健康的表观遗传学机制，也为临床应用提供了指导，可为运动医学的研究者、临床医生以及相关领域的学者提供参考。

作者
2025 年 5 月

目录

第1章 引言

1.1 研究背景

根据世界卫生组织（World Health Organization，WHO）2022年度的数据显示，全球有超过10亿人患有肥胖症，其中包括6.5亿成年人、3.4亿青少年和3900万儿童。自1975年以来，全球肥胖率几乎增加了两倍。肥胖患者过量的游离脂肪酸（free fatty acid，FFA）和甘油三酯（triglyceride，TG）促进肝脏、骨骼肌和心脏等组织器官异位脂质沉积，导致胰岛素抵抗、高血压、非酒精性脂肪性肝病（non-alcoholic fatty liver disease，NAFLD）、2型糖尿病（diabetes mellitus type 2，T2DM）、动脉粥样硬化和心血管疾病的发生。

研究发现，运动可通过调控表观遗传学发挥心血管保护效应。N6-甲基腺苷（N6-methyladenosine，m6A）修饰作为表观遗传学的新兴组成部分，已被证实与缺血性心脏病、心力衰竭、肺动脉高压、动脉粥样硬化和高血压等代谢性心肌病密切相关，并且参与调节糖脂代谢、氧化应激、细胞凋7亡和免疫应答等多个生物学过程。m6A甲基化修饰主要由甲基化酶催化甲基、去甲基化酶去除甲基及结合蛋白识别特异性结合位点共同发挥作用。研究表明，运动可以通过调节m6A甲基化水平及其调控因子的表达，改善心脏功能和睾丸损伤。哪些m6A甲基化调节因子参与了高脂饮食诱导的肥胖性心肌重塑的病理生理过程，运动对肥胖小鼠心肌的m6A甲基化转录图谱有何影响，目前尚缺乏相关研究报道。

甲基转移酶样3(methyltransferase like 3，METTL3）是首个发现能够催化m6A的甲基化酶，并且参与了代谢性心肌病的病理生理过程。METTL3在氧化应激、细胞凋亡和脂代谢等方面发挥重要作用。研究发现，METTL3介导的m6A甲基化可通过调节Keap1/Nrf2信号通路改善黏菌素诱导的肾脏氧化应激和细胞凋亡。研究表明，敲低METTL3可以通过调节PPARα的mRNA甲基化改善肝脏脂质沉积。推测，运动可能通过下调 METTL3 的表达，进而抑制肥胖小鼠心肌氧化应激、细胞凋亡和脂质沉积，改善心肌病理性重塑。METTL3 是否通过调节 Nrf2 的表达调控心肌细胞氧化应激和细胞凋亡，是否通过调节 PPARα 的表达调控心肌脂代谢呢，其分子机制仍需进一步研究。

以运动调节 m6A 甲基转移酶 METTL3 对高脂饮食诱导的肥胖性心肌重塑的改善效应为切入点，拟采用高脂饮食诱导小鼠肥胖模型，进行 8 周 MICT 和 HIIT 干预；通过培养离体心肌细胞，采用棕榈酸（palmitic acid，PA）、si-METTL3、Nrf2 抑制剂 ML385 和 PPARα 激动剂 Wy-14643 干预，探讨其分子机制。

1.2 研究目的

拟通过在体和离体实验，探讨 m6A 甲基转移酶 METTL3 在运动改善高脂饮食诱导的肥胖性心肌重塑中的作用及机制（图 1-1）。以心肌组织的结构功能转变以及心肌肥大、纤维化、脂毒性、氧化应激和细胞凋亡为主要指标，观察 8 周 MICT 和 HIIT 干预对高脂饮食诱导的肥胖小鼠心脏的生物学效应；采用甲基化 RNA 免疫沉淀测序（methylated RNA immunoprecipitation sequencing，MeRIP-seq）和转录物组测序（transcriptome sequencing，RNA-seq），阐明 m6A 甲基化在运动改善肥胖性心肌重塑中的转录调控作用；通过体外培养原代乳鼠心肌细胞，观察 PA 诱导的心肌细胞脂毒性模型中 m6A 甲基化水平和 METTL3 表达的变化；通过小干扰 RNA（small interfering RNA，siRNA）敲低 METTL3 表达，并给予 Nrf2 抑制剂 ML385 和 PPARα 激动剂 Wy-14643 干预，探讨 METTL3 在 PA 诱导

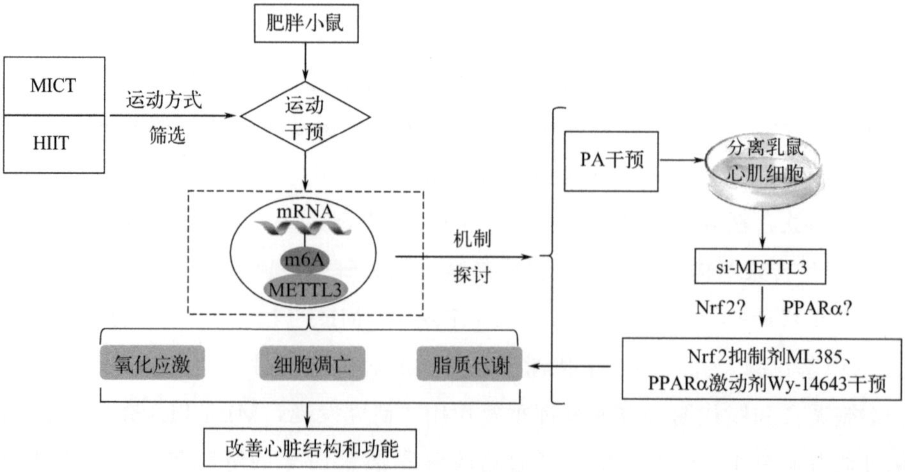

图 1-1　研究思路示意

的心肌细胞损伤中的作用和机制。

1.3 研究内容

（1）以高脂饮食诱导的肥胖小鼠作为肥胖性心肌重塑的动物模型，并进行 8 周 MICT 和 HIIT 干预，检测心肌组织的结构功能转变以及心肌肥大、纤维化、脂毒性、氧化应激和细胞凋亡的变化，比较 MICT 和 HIIT 干预对高脂饮食诱导的肥胖性心肌重塑的生物学效应。

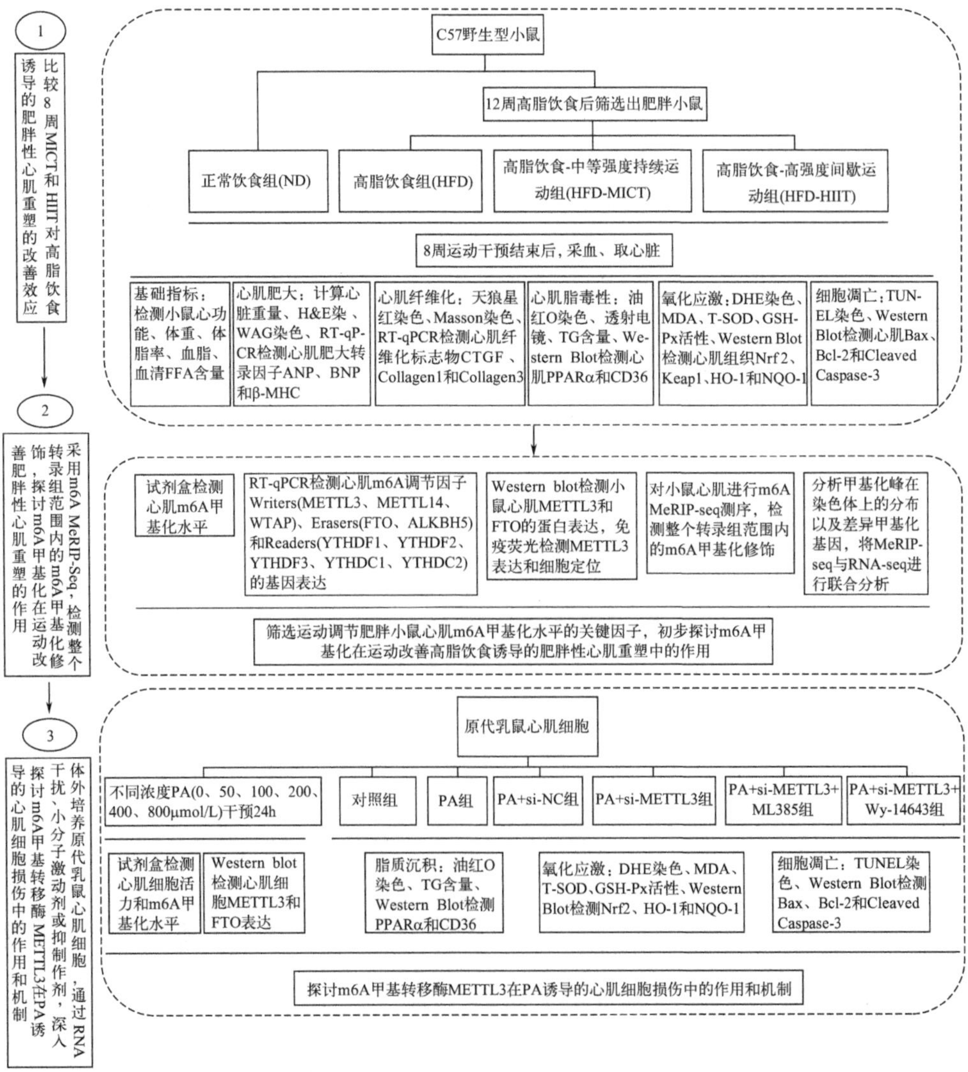

图 1-2 研究技术路线

（2）在上述工作的基础上，观察 MICT 和 HIIT 干预对肥胖小鼠心肌 m6A 甲基化及其调节因子的影响，筛选运动调节甲基化的关键 m6A 调控因子；采用 MeRIP-seq 和 RNA-seq 技术，阐明 m6A 甲基化在运动改善肥胖性心肌重塑中的转录调控作用。

（3）体外培养原代乳鼠心肌细胞，观察 PA 诱导的心肌细胞脂毒性模型中 m6A 甲基化水平和 METTL3 表达的变化，然后通过 siRNA 敲低 METTL3 表达，并给予 Nrf2 抑制剂 ML385 和 PPARα 激动剂 Wy-14643 干预，进一步探讨 m6A 甲基转移酶 METTL3 在 PA 诱导的心肌细胞损伤中的作用和机制。

研究技术路线见图 1-2。

第2章 国内外研究现状

近年来，超重和肥胖已成为全球性公共卫生问题，其发生率呈显著上升趋势。流行病学研究表明，肥胖是心血管疾病的独立危险因素。研究发现，身体质量指数（body mass index，BMI）每增加5个单位，心力衰竭的发生率和死亡率分别增加41%和26%。WHO于1948年正式将肥胖性心肌病列为疾病诊断。长期重度肥胖导致心肌发生病理性重塑，心脏结构和功能紊乱，最终发展为高血压、心力衰竭、糖尿病和动脉粥样硬化等心血管疾病。因此，寻求有效改善肥胖性心肌重塑的方法是当今临床的难题之一。

适宜运动作为减脂减重的有效方式，也是促进心血管健康的重要干预手段，但运动裨益心脏健康的分子机制尚未完全阐明。近年来研究发现，运动可通过表观遗传修饰发挥心血管保护效应。m6A甲基化修饰作为表观遗传学的新兴组成部分，已被证实与代谢性心肌病密切相关。METTL3作为首个发现能够催化m6A的甲基化酶，在氧化应激、细胞凋亡和脂代谢等方面发挥重要作用。但m6A甲基转移酶METTL3在运动改善肥胖性心肌重塑中的作用及其生物学机制尚不清楚，仍需深入研究。本书通过对国内外文献进行梳理，从肥胖流行病学、肥胖性心肌重塑的病理学机制、运动改善肥胖性心肌重塑的分子机制、m6A甲基化及其转移酶METT3等方面进行系统阐述。

2.1 肥胖概述

2.1.1 肥胖流行病学

WHO将超重和肥胖定义为对健康构成风险的异常或过度脂肪堆积的病理状态。BMI是判断肥胖的主要标准。根据WHO定义的标准，BMI在25.0～29.9kg/m^2范围内为超重，BMI大于30.0kg/m^2为肥胖，BMI大于40.0kg/m^2

为严重（病态）肥胖。由于性别、年龄和种族的原因，即使 BMI 相同，个体的体脂百分比也会存在较大的差异。因此，BMI 作为判断肥胖的标准仍具有一定的局限性，需要更进一步测量分析个体的体脂百分比和脂肪分布情况。

随着全球肥胖患病率的迅速上升，肥胖流行病学也出现了显著的地区差异，世界各国肥胖患病率差异显著，例如日本的肥胖患病率为 3.7%，而美国的肥胖患病率高达 38.2%。全球超过 50%的肥胖人口生活在以下 10 个国家，包括美国、巴西、中国、埃及、德国、印度、印度尼西亚、墨西哥、巴基斯坦和俄罗斯。虽然中国和印度的肥胖人群数量较大，但由于人口基数（2015 年分别为 5.7%和 7.0%）大，肥胖患病率相对较低。美洲和欧洲仍然是超重和肥胖患病率最高的两个地区。在北美，超重率从 1980 年的 45.3%上升至 2015 年的 64.2%，肥胖患病率从 1980 年的 12.9%上升到 2015 年的 28.3%。2017—2018 年，美国肥胖患病率为 42.4%，严重肥胖率接近 9.2%。在欧洲，超重率从 1980 年的 48%急剧上升到 2015 年的 59.6%，肥胖患病率从 1980 年的 14.5%上升到 2015 年的 22.9%。东地中海地区超重率从 1980 年的 37.9%上升到 2015 年的 49.6%，肥胖发病率从 1980 年的 11.8%上升至 2015 年的 19.6%。在非洲，1980—2015 年，超重率从 18.5%上升到 34.5%，而肥胖患病率从 6.2%上升到 12.7%。在过去三十年中，西太平洋地区（中国、日本、菲律宾、越南和韩国）的超重率和肥胖患病率也在逐步上升。东南亚地区超重率从 1980 年的 10.9%上升到 2015 年的 24.3%，肥胖患病率从 1980 年的 1.7%上升到 2015 年的 6.2%。

在我国，超重率从 1980 年的 7.8%上升到 2015 年的 29.9%，肥胖患病率从 2004 年的 3.1%上升到 2018 年的 8.1%，平均 BMI 水平从 2004 年的 22.7kg/m^2 上升到 2018 年的 24.4kg/m^2。2004—2010 年，平均 BMI 每年增加 0.17kg/m^2，而在 2010—2018 年，平均 BMI 每年增加 0.09kg/m^2。同样，2010 年之后肥胖患病率的年增长率略低于 2010 年之前。2018 年，我国约有 4800 万成年男性和 3700 万成年女性肥胖，肥胖总人口达到 8500 万，是 2004 年的 3 倍。

因此，超重和肥胖已成为中国乃至全球的重大公共卫生问题。

2.1.2 肥胖的发生因素

肥胖发生的根本原因是摄入过多的热量和消耗过少的热量之间长期的能量不平衡，这是环境因素、生活方式和遗传因素共同作用的结果。

2.1.2.1 环境因素

众所周知，肥胖通常是长期能量正平衡的结果，也就是个体能量摄入超过了能量消耗。高糖、高脂肪的饮食摄入是导致肥胖的重要因素。一项长达 13 年的跟踪研究表明，经常吃快餐的人比吃快餐次数最少的人体重平均高约 6kg，且腰围更大。同时，他们出现与体重相关的负面健康问题的概率更高，比如 TG 水平升高。

高糖、高脂肪的饮料或食品广告可能会增加人们对高热量食物的偏好。进一步分析显示，非裔美国人的电视频道比其他一般电视频道有更多的食品广告，这些食品广告大都是肉类、糖果、苏打水和快餐，而不是谷物、意大利面、蔬菜和水果。高热量、高能量食物摄入会刺激大脑的奖赏中枢，在能量摄入过程中产生快乐情绪，进一步刺激食欲而增加进食量。机体储存的热量会堆积在脂肪组织中，导致超重和肥胖的发生。

2.1.2.2 生活方式

久坐行为、体力活动缺乏和睡眠不足等生活方式也是影响肥胖的重要因素。久坐行为是肥胖和其他代谢性疾病的有效预测因子。电视、电脑等电子产品被认为是久坐不动的“罪魁祸首”，显著增加了儿童青少年超重和肥胖的风险。此外，长时间伏案工作导致体力活动缺乏，减少了上班人群的能量消耗，进一步促进了肥胖的发生发展。

睡眠不足是超重和肥胖的重要危险因素。睡眠不足会对体重和食欲调节的关键激素（如生长激素和瘦素等）产生负面影响，从而通过增加饥饿感和降低新陈代谢，导致体重增加。研究表明，与睡眠时间 7～8h 的人群相比，睡眠时间少于 7h 的人群，肥胖发生率和 BMI 更高。

2.1.2.3 遗传因素

遗传因素在肥胖的发展中起着关键作用。虽然肥胖通常不遵循孟德尔遗传定律，但父母肥胖已被列为儿童青少年超重肥胖的重要危险因素。研究表明，人类约 40%～70%的肥胖变异是由遗传因素造成的。

表观遗传学也在肥胖的发生发展中发挥重要作用。全基因组关联研究（Genome wide association study，GWAS）已经确定了超过 400 个与肥胖、T2DM 相关的基因，然而，这些基因只能预测 5%的肥胖风险。预测能力较低的原因可能是目前基于群体遗传学的方法尚未完全确定基因与环境的相互作用。许多与肥胖相关的基因已被确认参与能量内稳态调节，比如 FTO、RPTOR、MAP2K5 和 IRS1 等。研究发现，瘦素或瘦素受体基因缺陷小鼠的体重是正常小鼠体重的 2～3 倍。此外，在重度肥胖儿童和小鼠的罕见病例中发现了瘦素基因突变。

2.1.3 肥胖的动物模型

构建肥胖模型的动物广泛，包括哺乳动物和非哺乳动物。

哺乳动物，尤其是啮齿动物，是最早开始应用的动物肥胖模型。啮齿动物常见的肥胖模型构建方式主要有遗传性肥胖模型和饮食诱导的肥胖模型。遗传性肥胖是将肥胖相关的染色体以显性或隐性等方式遗传给子代，表现为过度进食、高胰岛素血症、高血糖和糖耐量下降等，主要的动物模型包括 Zucker 肥胖大鼠、Koletsky 大鼠、OLETF 大鼠、NZO 小鼠、KK-Ay 小鼠、ob/ob 小鼠和 db/db 小鼠等。遗传性肥胖动物模型易产生肥胖表型，但购买和饲养成本高，且肥胖模型具有随机性和不可控性。长期高热量的饮食摄入导致脂肪堆积是肥胖发生的主要危险因素。饮食诱导的肥胖模型更接近肥胖患者体重逐渐增加的过程，因此被广泛应用。该模型通常是用 45%或 60%脂肪供能比的高脂饲料喂养动物，早期即可出现明显的体重增加，16～20 周体重达峰，表现为肥胖、高血糖、高血脂和高胰岛素血症等。

非哺乳动物主要有线虫、果蝇和斑马鱼等。应用非哺乳动物构建肥胖模型，主要有以下优势：造模时间短、成本较低且易于基因编辑。但由于非哺乳动物的解剖和生理与人类存在着较大差异，且缺乏肥胖模型的构建标准，因此存在研究的局限。

综上，构建肥胖模型的动物广泛，构建方法较多，高脂饮食诱导的肥胖模型是一种经典且广泛应用的方式方法。

2.2 肥胖性心肌重塑

肥胖患者中，过量的 FFA 和 TG 会促进肝脏、骨骼肌和心脏等组织器官异位脂质沉积，诱发胰岛素抵抗、高血压、T2DM、动脉粥样硬化和心血管疾病。肥胖是心血管疾病的独立危险因素。流行病学、临床研究和动物实验均支持存在一种称为“肥胖相关心肌病”的代谢性疾病，其发展独立于高血压、冠心病和其他心脏疾病。

1933 年，Smith 和 Willius 等对 135 例肥胖死者进行解剖，发现有 3 例死于心力衰竭，首次提出肥胖可能诱导心功能紊乱的观点。1992 年 Kasper 等在 43 例出现充血性心力衰竭症状的肥胖患者中发现右心室血流动力学和心内膜活检异常，因此将肥胖确认为心力衰竭的一个主要危险因素。2007 年，Wong 等提出轻度至中度肥胖个体心脏结构和功能异常，首次将“肥胖相关心肌病”定义为：肥胖症患者中存在的不能用糖尿病、高血压、冠状动脉疾病或其他病因解释的心肌病变，表现为收缩性或舒张性心力衰竭。因此，肥胖可导致心肌发生病理性重塑。

2.2.1 肥胖性心肌重塑的病理特征

2.2.1.1 血流动力学改变

肥胖导致血流动力学改变，表现为血容量增加。肥胖患者交感神经系统和肾素-血管紧张素-醛固酮系统过度激活，利钠肽水平降低，肾脏排钠能力受损，导致钠潴留。一般情况下，肥胖人群盐摄入量较高，导致血压和血容量升高。肥胖患者血压升高，进一步增加盐敏感性，盐敏感性的相关基因变异也会导致机体肥胖。

肥胖通常导致低氧血症，表现为耗氧量增加和肺容积减少。随着机体代谢需求的增加，肥胖患者常患有睡眠呼吸暂停综合征，进一步加重了低氧血症。低氧血症导致促红细胞生成素和血红蛋白水平升高，诱导血容量进一步升高。因此，肥胖患者血容量增加，血流动力学异常。

2.2.1.2 左心室肥大

1933 年，Smith 和 Willius 等对肥胖死者进行解剖后报道了肥胖患者心脏重量显著增加，而他们将其归因于心外膜脂肪的增加。1957 年，Lillington 等报道了一例死于肺栓塞的严重肥胖患者，该患者左右心室均表现出心室肥大，首次提出了严重肥胖患者左心室功能障碍。另外三项尸检报告发现，33 例严重肥胖患者均表现为心脏重量增加和左心室肥大，32 例患者左室壁厚度增加，6 例患者心室壁厚度增加，21 例患者心外膜脂肪过多。然而，以上研究出现的病理情况尚不能确定是否为肥胖导致。

Kasper 等在 1992 年发表的一项尸检研究有助于解决这个问题，该研究共包括 43 名心力衰竭肥胖患者和 409 名非肥胖心衰患者。心肌活检显示，在 64.5%的非肥胖心衰患者中发现了心衰的具体潜在原因，但只在 23.3%的肥胖受试者中发现了左心室肥大。该研究为肥胖相关心肌病的存在进一步提供了临床证据，表明肥胖相关心肌病的主要特征为左心室肥大。

2.2.1.3 左心室舒缩功能障碍

无创的超声心动图、磁共振成像以及正电子发射计算机断层扫描，是评估心脏收缩期和舒张期功能的主要工具。肥胖患者心肌脂肪沉积和左心室肥大，可诱导心功能紊乱，表现为左心室舒张功能降低、收缩功能受损。Ozkan 等发现肥胖儿童左心室射血分数和左心室短轴缩短率显著降低，心肌结构功能异常。Franssen 等采用超声心动图评估肥胖青少年的左心室收缩功能，与体重正常的青少年组相比，肥胖青少年二尖瓣舒张晚期充盈波速度、二尖瓣舒张早期血流速度与二尖瓣舒张早期环运动速度的比值显著升高，而二尖瓣舒张早期环运动速度显著降低。

提示，肥胖儿童及青少年存在亚临床左心室收缩功能受损和左心室舒张功能降低。

2.2.1.4 右心室舒缩功能障碍

肥胖会导致右心室肥大和舒缩功能障碍。Chahal 等研究发现，与正常受试者相比，在调整人口统计学、身高、教育和心血管危险因素后，超重和肥胖受试者的右心室质量、舒张末期容积、搏出量增加，右心室射血分数降低。Wong 等发现，与正常受试者相比，超重和肥胖受试者的右心室舒张压和收缩压显著降低。此外，BMI 与右心室功能障碍的严重程度呈正相关。因此，超重和肥胖患者存在亚临床右心室功能障碍。

综上所述，肥胖患者存在血流动力学异常、左心室肥大和左右心室舒缩功能障碍。

2.2.2 肥胖性心肌重塑的病理机制

2.2.2.1 炎症和氧化应激

炎症和氧化应激是心血管疾病发生发展的重要病理机制。肥胖作为一种具有炎症特征的慢性病，可诱导心外膜和脂肪组织分泌释放多种促炎因子，包括肿瘤坏死因子-α(tumor necrosis factor-α，TNF-α)、白细胞介素-1β(interleukin-1β，IL-1β)和白细胞介素-6(interleukin-6，IL-6）等，这些炎症因子通过血液循环引起全身慢性炎症。研究表明，16 周高脂饮食显著上调大鼠血清和心肌 TNF-α 和 IL-6 的含量，增加心肌核因子 κB(nuclear factor-kappa B，NF-κB) 蛋白表达。

炎症反应进一步导致活性氧簇（reactive oxygen species，ROS）的局部积累，增强肥胖机体氧化应激水平，打破心肌组织氧化-抗氧化系统的动态平衡。丙二醛(malondialdehyde，MDA）是机体氧化应激损伤中产生的重要脂质过氧化物，其含量可以反映组织器官氧化损伤程度。总超氧化物歧化酶（total superoxide dismutase，T-SOD)、谷胱甘肽过氧化物酶（glutathione peroxidase，GSH-Px）和过氧化氢酶（catalase，CAT）等抗氧化酶可以清除机体超氧化物和羟基自由基，其活性反映了组织器官的抗氧化能力。研究发现，肥胖大鼠血清和心肌的脂质过氧化产物 MDA 含量显著升高，CAT 活性显著降低。核因子 E2 相关因子 2(nuclear factor-erythroid 2-related factor 2，Nrf2）作为机体重要的抗氧化转录因子，在正常情况下，与其结合蛋白 Kelch 样环氧氯丙烷相关蛋白 1(kelch-like ECH-associated protein 1，Keap1）锚定在细胞质中，当机体受到氧化应激损伤时，Nrf2 与 Keap1 解偶联进入细胞核，调节下游抗氧化基因磷酸酰胺腺嘌呤二核苷酸醌氧化还原酶-1（NADPH quinine oxidoreductase-1，NQO-1）和血红素氧化酶-1（heme oxygenase-1，HO-1）的表达，提高抗氧化能力。16 周高脂饮食后，大鼠心肌 Keap1 蛋白表达显著升高，细胞质 Nrf2 及其下游 NQO-1 和 HO-1 蛋白表达显著降低，心肌 MDA、TNF-α 和 IL-β 活性显著上调。口服降糖药恩格列净，可以通过激活 Nrf2/HO-1 通路，维持氧化还原稳态改善高脂饮食诱导的肥胖小鼠心功能障碍。8 周高脂饮食，显著增加小鼠心肌线粒体 ROS 含量，降低锰超氧化物歧化酶（manganese superoxide dismutase，MnSOD）和谷胱甘肽（glutathione，GSH）活性，而线粒体靶向抗氧化剂显著改善肥胖小鼠心肌氧化应激损伤，提高抗氧化能力。

综上所述，肥胖显著增加心肌促炎因子，抑制 Nrf2 介导的抗氧化信号通路，下调抗氧化酶活性，诱导心肌炎症和氧化应激损伤。

2.2.2.2 线粒体功能障碍

线粒体是细胞的能量代谢中枢，也是产生 ROS 的主要场所，维持线粒体结构和功能稳态对心肌细胞活力至关重要。研究表明，高脂饮食导致心肌线粒体 ROS 堆积，心肌磷酸肌酸/ATP 降低，线粒体膜电位和耗氧率下降，线粒体含量减少，导致心肌线粒体功能障碍。此外，高水平的 ROS 诱导细胞色素 C（cytochrome C，Cyt C）释放入细胞质，激活心肌线粒体细胞凋亡途径，促进心肌细胞凋亡，损害心功能。电镜观察发现，肥胖大鼠心肌肌节结构紊乱，线粒体肿胀、空泡化，脂滴堆积。有研究指出，线粒体 ROS 可能通过影响线粒体复合物Ⅰ和Ⅱ的氧化翻译后修饰损害肥胖小鼠心肌线粒体呼吸功能，而清除线粒体 ROS 可抑制心肌肥大并改善舒张功能。Cole 等研究表明，3 周的高脂饮食即可增加大鼠心肌线粒体脂肪酸氧化进而导致线粒体解偶联，增加耗氧量，降低心脏工作效率。

线粒体自噬可以通过选择性清除功能受损的线粒体，从而调节线粒体数量以及维持线粒体正常功能。24 周高脂饮食，显著抑制小鼠心肌线粒体自噬活性，导致受损线粒体堆积。线粒体自噬受损导致线粒体功能障碍和脂质积累，进一步加剧高脂饮食诱导的心肌损伤，而激活线粒体自噬，可以显著改善心功能。

以上研究说明，肥胖导致心肌线粒体功能紊乱，损害心功能。

2.2.2.3 心肌脂毒性

肥胖发生时，过多的脂肪组织导致心肌脂质沉积，诱导心肌细胞 TG 蓄积，打破心肌脂质合成与分解的动态平衡。异位脂肪沉积导致心肌胰岛素抵抗，心肌细胞葡萄糖利用率降低，FFA 氧化增加。心肌能量代谢异常进一步导致 TG 和神经酰胺等脂毒性代谢副产物大量堆积，引发内质网应激，启动细胞凋亡程序，损害心功能。

过氧化物酶体增殖物激活受体（peroxisome proliferator-activated receptors，PPARs）是一类调节脂肪酸氧化的重要因子，包括 α、β/δ 和 γ 3 种受体亚型。PPARα 主要表达于骨骼肌、脂肪、肝脏、肾脏和心脏等高氧化能力和能量消耗的组织中，通过调节脂肪酸摄取、转运和 β 氧化在脂肪酸代谢中发挥重要作用。PPARα 基因敲除小鼠的心肌脂肪酸摄取和氧化能力显著降低。而心肌特异性 PPARα 过表达（MHC-PPARα）小鼠的心脏表型与糖尿病小鼠的心脏表型相似，包括心肌脂肪酸氧化增加、葡萄糖摄取和氧化减少、心肌肥大以及左心室收缩功能障碍，出现脂毒性心肌病。研究表明，肥胖和糖尿病小鼠的心肌 PPARα 蛋白表达均显著增加。给高脂饮食和低剂量链脲佐菌素诱导的糖尿病小鼠注射 PPARα 激动剂 Wy-14643 后，进一步加剧了小鼠心肌脂毒性和纤维化。

脂肪酸转位酶（fatty acid translocase/cluster of differentiation 36，FAT/CD36）作为 PPARα 的下游调节因子，是脂肪酸分解代谢过程中的重要转运蛋白。肥胖时，胞质中的 CD36 向细胞膜转运增加，导致脂肪酸进入心肌细胞参与氧化供能。脂肪酸的过度摄取，诱导脂质沉积，出现心肌脂毒性。Liu 等对肥胖小鼠心肌组织进行转录组分析和脂质组学分析发现，高脂饮食导致小鼠心肌 PPARs 信号传导和脂肪酸氧化增强，激活心肌脂毒性。Zhang 等研究发现，心肌特异性敲低 CD36 显著抑制高脂饮食诱导的肥胖小鼠心肌脂质沉积和氧化应激。

综上，PPARα-CD36 信号通路在心肌脂毒性中发挥重要作用。

2.2.2.4 细胞凋亡

细胞凋亡是指在一定的生理或病理条件下，由凋亡相关基因调控的细胞自主的有序死亡，也被称为程序性细胞死亡。细胞凋亡受到多种基因严格调控。B 淋巴细胞瘤-2(B-cell lymphoma-2，Bcl-2）蛋白家族和含半胱氨酸的天冬氨酸蛋白水解酶（cysteinyl aspartate specific proteinase，Caspase）家族是细胞凋亡的重要调控因子。根据其在细胞凋亡中的作用，Bcl-2 蛋白家族可分为抗凋亡蛋白（Bcl-2、Bcl-XL 和 Mcl-1 等）和促凋亡蛋白（Bak、Bax 和 Bok 等）。Bcl-2 相关 X 蛋白（Bcl2-associated X protein，Bax）是 Bcl-2 的同源基因蛋白，Bax/Bcl-2 的比值决定细胞是否进入凋亡程序。Caspase-3 是细胞凋亡过程中最主要的终末剪切酶，也是该过程中最关键的执行分子。当细胞接受凋亡刺激时，胞质中的 Caspase-3 会被剪切成 Cleaved Caspase-3 从而被活化，进一步切割水解蛋白和 DNA 片段，导致细胞凋亡。

心肌细胞约占心脏总质量的 85%，是心脏的主要收缩细胞。由于成年心肌细胞再生能力有限，丢失的终末分化心肌细胞不能通过有效的细胞增殖代替，即使心肌细胞凋亡率略有增加，也会对心脏产生毁灭性的后果。细胞凋亡引起的心肌组织细胞进行性丢失导致心功能不全，是肥胖性心肌重塑的重要病理因素。Hsu 等比较了高脂饮食 2、4、8 和 16 周对小鼠心肌内质网应激、细胞自噬和细胞凋亡的影响，研究发现，高脂饮食 8 周即可显著激活小鼠心肌内质网应激，上调多聚 ADP 核糖聚合酶（PolyADP-ribosepolymerase，PARP）的表达进而促进心肌细胞凋亡，但高脂饮食对自噬活性没有显著影响。该团队进一步研究发现，高脂饮食喂养小鼠 24 周后，心肌自噬通量受损，内质网应激和细胞凋亡被显著激活，H9C2 心肌细胞实验证实，高脂饮食诱导的心肌细胞凋亡与细胞自噬和内质网应激过度激活有关。本实验室研究发现，长期高脂饮食，显著上调小鼠心肌 TUNEL 阳性细胞数量、Bax/Bcl-2 比值以及 Cleaved Caspase-3 蛋白表达，诱导心肌组织细胞凋亡。

综上所述，心肌细胞凋亡是肥胖性心肌重塑的重要病理因素。

2.2.2.5 表观遗传学

表观遗传学是指核苷酸序列在不发生改变的情况下基因表达发生的可遗传改变，主要包括 DNA 甲基化、组蛋白修饰、非编码 RNA 以及 RNA 甲基化等。表观遗传学在心血管疾病的发生发展中发挥重要作用。目前，关于肥胖性心肌重塑与表观遗传学的研究较少，大多研究集中于非编码 RNA 中的微小核糖核酸（microRNA，miRNA）。miRNA 是一类长度约 18～22 个核苷酸的内源性非编码单链 RNA，可通过调控蛋白质编码基因调节心肌细胞肥大和纤维化等过程。miRNA 异常表达与肥胖性心肌重塑密切相关。Yang 等对肥胖大鼠心肌进行转录组分析，以筛选表达异常的 miRNA，并采用 qRT-PCR 进行验证，结果表明 miR-141 和 miR-144 的表达显著增加；通过体外实验进一步发现，miR-141 的抑制或 miR-144 的过表达，降低了 PA 处理过的心肌细胞中Ⅰ型胶原和Ⅲ型胶原的表达以及细胞横截面积，而 miR-141 的过表达或 miR-144 的抑制则诱导了Ⅰ型胶原蛋白和Ⅲ型胶原蛋白的表达以及细胞横截面积的进一步增加。Zou 等研究发现，心肌 miR-410 被高脂饮食显著上调，荧光素酶检测证实，*smad7* 是 miR-410 的直接靶基因，体内抑制 miR-410 的表达后发现，*smad7* 被激活进而抑制转化生长因子-β（transforming growth factor-β，TGF-β）信号通路，改善肥胖大鼠心脏纤维化。Kuwabara 等发现，高脂饮食诱导肥胖小鼠心肌 miR-451 表达显著增加，心肌特异性敲除 miR-451 则显著改善肥胖诱导的心脏肥大和功能紊乱。

m6A 甲基化可能是肥胖性心肌重塑的潜在治疗靶点。研究显示，10 周的高脂饮食和 N-硝基-L-精氨酸甲酯（L-NAME）饮水诱导的射血分数保留型心力衰竭

(heart failure with preserved ejection fraction，HFpEF）小鼠，心肌 METTL3 表达下调，肥胖相关蛋白（fat mass and obesity-associated protein，FTO）和 YT521-B 同源域含蛋白 1（YTHDC1）表达上调，m6A 甲基化修饰图谱发生特异性改变。本实验室前期研究发现，21 周高脂饮食可诱导小鼠心肌 METTL3 表达上调、FTO 表达下调以及 m6A 甲基化水平升高。

因此，m6A 甲基化修饰在肥胖性心肌重塑的发生发展中可能发挥重要作用，其机制仍需进一步研究。

2.2.3 肥胖性心肌重塑的临床表现

肥胖是心衰的主要危险因素之一。在没有其他形式的器质性心脏病的情况下，严重肥胖能够引起心衰。大多数肥胖性心肌病患者的体重大于 135kg，相对体重为 175%～200%或 BMI 大于 40kg/m^2，大部分患者至少已经严重肥胖 10 年。肥胖患者在出现心衰症状之前，通常有近期体重增加的病史，并可能伴有心房颤动或心房扑动。高达 50%的肥胖性心肌病患者可能会发生睡眠呼吸暂停，约 10%的患者会出现严重通气不足，这些异常会导致肥胖患者的右心室衰竭，但左心室衰竭是右心室衰竭的主要原因。

肥胖性心肌病患者与其他原因导致的心衰患者具有一些相似的临床表现，也有其特有的临床特征。肥胖性心肌病的临床表现主要包括疲劳乏力、劳力性呼吸困难、端坐呼吸和夜间阵发性呼吸困难、腹胀、双下肢水肿、嗜睡等。肥胖性心肌病患者体征主要包括颈静脉怒张、肺底细小湿啰音、病理性第四心音、肝大、不同程度的发绀以及凹陷性水肿等。

2.3 运动与肥胖性心肌重塑

2.3.1 运动对肥胖患者心脏结构的影响

运动是减脂减重的有效方式，也是促进心血管健康的重要干预手段。Bairapareddy 等对 65 名超重和轻度肥胖者进行 12 周 40%～60%最大摄氧量（maximal oxygen consumption，$V_{O_{2max}}$）的中低强度有氧运动干预，结果显示，运动干预组的心外膜脂肪组织厚度显著降低。Christensen 等对 50 名肥胖患者进行 12 周的耐力或抗阻训练干预，磁共振结果显示，耐力训练和抗阻训练使心外膜脂肪组织质量分别减少了 32%和 24%。肥胖导致左心室心肌肥大，主要表现为左心室心肌重量增加、左心室舒张末内径增大和左心室壁增厚。Hinderliter 等对 82 名肥胖患者进行 6 个月的有氧运动干预，超声心动图结果表明，运动干预显著降低左心室壁厚度，减轻左心室心肌肥大。

因此，适当运动能降低肥胖患者心肌脂肪含量，减轻左心室心肌肥大，改善心肌病理性结构重塑。

2.3.2 运动对肥胖患者心脏功能的影响

运动锻炼对肥胖患者心功能具有良好的改善作用。Obert 等对 28 名肥胖青少年进行 9 个月的有氧运动干预发现，运动减肥后的左心室二尖瓣环舒张早期峰值速度和收缩期峰值流速显著升高，左心室重构得到明显改善。Schrauwen 等研究发现，3 个月的力量耐力训练显著降低男性超重肥胖个体心脏脂质含量，提高左心室射血分数和左心室舒张末径，改善收缩功能障碍。然而，Millen 等对 32 名肥胖患者进行 6 周的短期有氧运动干预后显示，尽管运动提高了心肺适应性，但无法有效改善肥胖导致的左心室舒张功能下降。

以上研究说明，长期运动干预可以显著提高肥胖患者左心室舒张功能和收缩功能，进而改善心肌功能重塑，而短时间的运动锻炼对肥胖患者心功能的改善作用不显著。

2.3.3 高强度间歇训练与肥胖性心肌重塑

MICT 因其安全有效一直以来被认为是对心血管患者有益的训练方式。目前的心血管疾病预防和康复指南建议心血管患者每周进行 150～180 分钟的 MICT（50%～70% $V_{O_{2peak}}$）。HIIT 作为健身领域提高身体表现的训练方法，近年来在慢性疾病的预防和治疗方面受到了广泛关注。HIIT 是指短时间的高强度运动和短时间的休息/低强度练习交替进行的一种训练方式。研究表明，HIIT 在提高心肺功能和机体代谢等方面优于 MICT。Meta 分析显示，HIIT 可以显著改善肥胖儿童与青少年的心脏代谢危险因素，此外，HIIT 在提高肥胖儿童与青少年心肺健康和收缩压等方面优于 MICT。

动物实验表明，12 周 HIIT 通过调节左心室肾素-血管紧张素系统（renin-angiotensin system，RAS）活性，进而改善高脂饮食小鼠的心肌肥大和胰岛素抵抗。Marques 等研究表明，肥胖大鼠心肌线粒体 Ca^{2+} 超载，线粒体膜通透性转换孔（mitochondrial permeablity transition pore，MPTP）通透性增加，4 周 HIIT 干预显著改善心肌线粒体 Ca^{2+} 超载，降低 MPTP 通透性。Hafstad 等研究发现，8 周

MICT 和 HIIT 均可显著改善肥胖小鼠心脏功能障碍，抑制氧化应激水平，并且两种运动方式没有显著差异。吴卫东研究发现，12 周 MICT 和 HIIT 均可通过调节 PPARα 表达抑制高脂饮食大鼠心肌脂质沉积，改善心肌结构和功能损伤，且 HIIT 的效果更好。

因此，HIIT 是改善肥胖性心肌重塑的有效干预手段。

2.4 运动改善肥胖性心肌重塑的分子机制

2.4.1 运动抑制炎症和氧化应激水平，提高抗氧化能力

运动抗炎和抗氧化应激的作用已得到广泛证实。研究发现，8 周抗阻运动可显著降低肥胖小鼠心肌 TNF-α、ROS 和 MDA 含量，改善炎症和氧化应激水平。有氧运动显著提高肥胖大鼠心肌 Nrf2、HO-1 和 SOD 蛋白表达，提高抗氧化水平，抑制心肌纤维化。Alexandre 等比较了两种不同运动量方案对肥胖大鼠心肌炎症和氧化应激的影响，结果显示，12 周低运动量（150 分钟/周）和高运动量（300 分钟/周）均显著降低心肌 TNFα、IL-6、NADPH 氧化酶 2(NOX2）和 3-硝基酪氨酸（3-NT）蛋白表达，上调 IL-10 蛋白表达，但只有低运动量可以增加心肌 NQO-1 和过氧化物氧化还原酶 1(peroxiredoxin1，Prdx1）蛋白表达，激活 Nrf2 抗氧化信号通路，抑制 NF-κB 活化。

以上研究提示，运动可以抑制肥胖心肌炎症和氧化应激水平，提高抗氧化能力，但不同运动形式和运动时间的作用机制存在差异。

2.4.2 运动改善线粒体功能障碍，提高心肌细胞代谢

运动可以通过激活腺苷酸活化蛋白激酶（adenosine 5’-monophosphate-activated protein kinase，AMPK）和过氧化物酶体增殖物激活受体 γ 共激活因子 1α (peroxisome proliferator-activated receptor γ co-activator 1α，PGC-1α）的表达，增加心肌线粒体数量和体积，促进线粒体生物合成；也可以通过激活心肌线粒体自噬，清除受损的线粒体，维持线粒体质量控制，改善线粒体功能障碍，进而提高心肌细胞代谢和能量供应。研究发现，12 周有氧运动和抗阻运动，均显著提高肥胖大鼠心肌 PGC-1α、Cyt C 和琥珀酸脱氢酶（SDH）蛋白表达，并且两种运动方式对上述指标没有显著差异。8 周有氧联合抗阻运动可显著激活高脂饮食大鼠心肌 AMPK，上调沉默信息调节因子 2 同源蛋白 1(silent mating type information regulation 2 homolog1，SIRT1）及其下游转录因子 PGC-1α 表达，进而改善心肌糖脂代谢紊乱。Wen 等以果蝇为模型，高脂饮食喂养后进行运动干预，结果表明，运动显著促进了果蝇心肌 PGC-1α 的基因表达，电镜观察发现运动后心肌肌原纤维排列规律，线粒体数量增加，心肌脂毒性得到明显改善。Hafstad 等研究发现，8 周 HIIT 显著改善肥胖小鼠心肌线粒体呼吸能力，提高线粒体 ATP 生成的摩尔数，但对线粒体呼吸控制率无显著影响。Marques 等研究表明，肥胖大鼠心肌线粒体 Ca^{2+} 超载，MPTP 通透性增加，4 周 HIIT 干预显著改善心肌线粒体 Ca^{2+} 超载，降低 MPTP 通透性。Palee 等发现高脂饮食诱导肥胖大鼠心肌细胞 Ca^{2+} 瞬变幅度及速率下降，线粒体膜电位降低，线粒体肿胀、空泡化，而运动结合热量限制显著改善心肌细胞 Ca^{2+} 瞬变异常，提高线粒体膜电位，改善线粒体功能障碍。

综上所述，运动可以通过激活 AMPK 和 PGC-1α 的表达，提高线粒体数量和功能，改善线粒体功能障碍，进而提高心肌细胞代谢。

2.4.3 运动抑制脂质沉积，改善心肌脂毒性

文献报道，运动可以抑制肥胖和糖尿病诱导的心肌脂毒性，改善脂代谢紊乱。研究表明，肥胖小鼠心肌 PPARα 和 CD36 蛋白表达增加，8 周有氧联合抗阻运动显著逆转其表达，改善糖脂代谢紊乱。高脂饮食喂养的果蝇心肌 TG 水平增加，脂滴堆积，诱导心肌脂质沉积，耐力训练显著降低 TG 水平，抑制脂质沉积，改善高脂饮食果蝇心肌脂毒性。Li 等研究发现，8 周游泳运动显著抑制肥胖小鼠心肌 PPARα 蛋白表达，降低心肌 TG、神经酰胺和二酰基甘油水平，改善心肌脂毒性。吴卫东研究表明，12 周 MICT 和 HIIT 均可通过调节 PPARα 抑制高脂饮食大鼠心肌脂质沉积，改善心肌结构和功能损伤，且 HIIT 的效果更好。

因此，运动可通过下调 PPARα 和 CD36 表达，抑制肥胖机体心肌脂质沉积，改善心肌脂毒性，保护心功能。

2.4.4 运动调节细胞自噬和内质网应激，抑制心肌细胞凋亡

细胞自噬和内质网应激作为介导心肌结构功能和蛋白质质量控制的重要防御机制，可清除心肌受损细胞器，降解蛋白聚集体，维持心肌细胞稳态。Che 等研究证实，42 周的长期高脂饮食诱导小鼠心肌内质网应激上调，自噬通量受损，电镜观察发现心肌自噬体数量增加，心肌结构和功能紊乱。以上研究结果提示，长期高脂饮食可以过度激活心肌细胞自噬和内质网应激，促进心肌细胞凋亡，损害心功能。

研究表明，运动可以调节细胞自噬和内质网应激水平，抑制心肌凋亡，发挥心

脏保护效应。12 周中等强度跑台训练显著下调肥胖大鼠心肌促凋亡蛋白自杀相关因子（factor associated suicide，Fas）、Caspase-8、Caspase-9 和 Caspase-3 的表达，降低凋亡指数 Bax/Bcl-2 比值和 TUNEL 阳性凋亡细胞数量，进而抑制心脏 Fas 依赖和线粒体依赖的细胞凋亡途径。Peterson 等同样发现，有氧运动可以提高肥胖大鼠心肌抗氧化能力，进而抑制细胞凋亡，但对骨骼肌细胞凋亡没有显著影响。Kim 等研究发现 12 周有氧运动和抗阻运动两种运动方式均显著抑制了肥胖大鼠心肌蛋白激酶 R 样内质网激酶（PERK）介导的内质网应激信号通路，但对葡萄糖调节蛋白 78(GRP78）表达无显著差异，只有有氧运动抑制了 C/EBP 同源蛋白（CHOP）蛋白表达。Cui 等对肥胖小鼠进行运动结合热量限制联合干预 6 周后发现，心肌 LC3 Ⅱ/LC3 Ⅰ 比值显著提高，提示运动可以上调肥胖小鼠心肌自噬活性。

以上研究说明，不同运动方式对肥胖心肌内质网应激的调节机制存在差异，运动可以激活心肌细胞自噬活性，抑制肥胖诱导的心肌细胞凋亡。

2.4.5 运动调节肾素-血管紧张素系统，抑制心肌纤维化

肥胖患者 RAS 过度激活，诱导心肌细胞肥大、凋亡和纤维化，损害心功能。在经典的 RAS 途径中，血管紧张素原被肾素裂解产生无活性的血管紧张素 Ⅰ（Ang Ⅰ），Ang Ⅰ 通过血管紧张素转换酶（angiotensin converting enzyme，ACE）转换为具有生物学活性的血管紧张素 Ⅱ（Ang Ⅱ）。肥胖时 RAS 过度激活，Ang Ⅱ 作为 RAS 最重要的效应成分，能直接刺激心肌细胞肥大，也可以通过细胞表面受体刺激心肌成纤维细胞增殖，生成胶原结缔组织，诱导心肌细胞间质胶原沉积。Jin 等对小鼠进行 36 周的高脂饮食后发现，小鼠血清 ACE、Ang Ⅱ 和醛固酮的水平显著增加，同时伴有心肌细胞增生肥大和心肌纤维化发生。研究发现，ACE 抑制剂可以改善肥胖 Zucker 大鼠心肌脂质沉积和心功能，抑制遗传性肥胖小鼠心肌纤维化。

研究表明，运动可以通过下调 ACE 和 Ang Ⅱ 的表达，调节 RAS 活性，抑制心肌纤维化，提升心功能。Barretti 等研究对肥胖 Zucker 大鼠进行 10 周游泳训练干预，结果表明，运动后血清 ACE 浓度没有显著变化，而 Ang Ⅱ 浓度显著升高，但心肌血管紧张素受体 2(ATR2）蛋白表达、ACE 浓度和基因表达以及 Ang Ⅱ 浓度显著降低。Alexandre 等比较了不同运动量的有氧运动对肥胖大鼠心肌 RAS 活性的影响，结果表明，只有较大运动量可以降低心肌 ACE 和血管紧张素受体 1（ATR1）的蛋白表达。12 周 HIIT 干预显著降低高脂饮食小鼠心肌 ACE、ATR1 和 ATR2 的表达，改善心肌肥大和胰岛素抵抗。另有研究发现，8 周有氧运动显著降低肥胖大鼠心肌 Ⅰ 型胶原蛋白表达和心肌胶原容积分数，改善心肌纤维化。以上

研究表明，不同形式的运动均可以调节 RAS 活性，抑制肥胖诱导的心肌纤维化。

综上所述，适宜运动可以通过抑制炎症和氧化应激水平、改善线粒体功能障碍和心肌脂毒性、抑制细胞凋亡和心肌纤维化、调节 RAS 活性等途径，改善肥胖个体心肌结构和功能，进而改善肥胖性心肌重塑（图 2-1），其分子生物学机制仍需进一步深入研究。

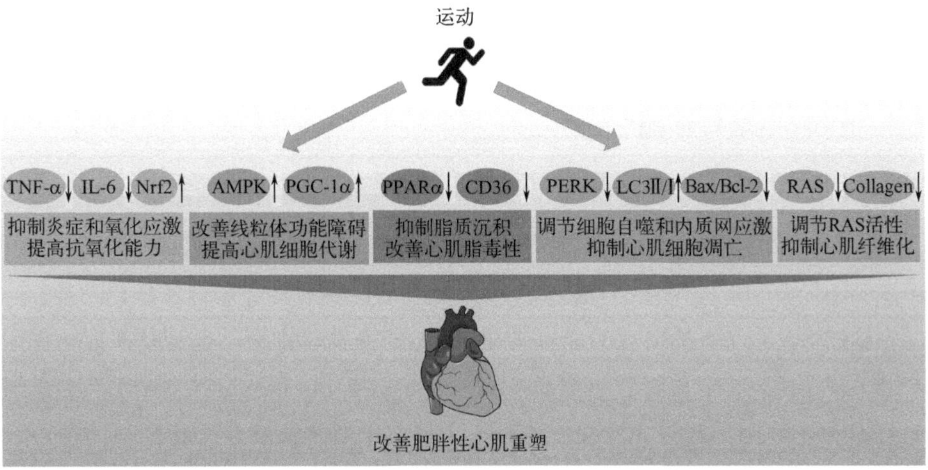

图 2-1　运动改善肥胖性心肌重塑的分子机制

2.5 m6A 甲基化

肥胖性心肌病是由环境因素和遗传因素共同导致的一种代谢性疾病。表观遗传学作为遗传因素的重要组成部分，是指核苷酸序列在不发生改变的情况下基因表达发生的可遗传改变，主要包括 DNA 甲基化、组蛋白修饰、非编码 RNA 和 RNA 甲基化等。迄今为止，已发现 170 余种不同类型的 RNA 甲基化修饰，主要包括 m6A、5-甲基胞嘧啶（5-methylcytosine，m5C）、N1-甲基腺苷（N1-methyladenosine，m1A）、N7-甲基鸟苷（7-methylguanosine，m7G）、2′-O-二甲基腺苷（N6，2′-O-dimethyladenosine，m6Am）、5-羟甲基胞嘧啶（5-hydroxymethylcytosine，hm5C）、2′-O-甲基化核苷（2′-O-methylation，Nm）和假尿苷（pseudouridylation，ψ）等。

m6A 甲基化修饰于 1974 年首次在 Novikoff 肝癌细胞中发现，是指腺嘌呤第 6 位氮原子上发生甲基化。同时，m6A 甲基化广泛存在于 miRNA、长链非编码 RNA（long noncoding RNA，lncRNA）、核糖体 RNA（ribosomal RNA，rRNA）、转运 RNA（transfer RNA，tRNA）和小核 RNA（small nuclear RNA，snRNA）。测序分析发现，m6A 甲基化主要富集在终止密码子附近和 3′-非编码区（3′-untranslated region，3′-UTR），具有典型的共识序列 5′-RRACU-3′（R＝A 或 G，H＝A、C 或 U）。研究表明，m6A 甲基化修饰广泛参与转录后基因调控，包括 RNA 剪切、出核、翻译与降解等。m6A 甲基化的动态变化及其生物学功能主要由 m6A 甲基转移酶（methyltransferase）、m6A 去甲基化酶（demethylase）和 m6A 结合蛋白（m6A-binding proteins）共同调控。

2.5.1 m6A 甲基转移酶

m6A 甲基转移酶主要促进 m6A 对 RNA 的甲基化修饰，其编码基因称作写入器（Writers），由 METTL3、METTL14 和 Wilms 肿瘤 1 结合蛋白（Wilms tumor 1 associated protein，WTAP）组成的 m6A 甲基转移酶复合物行使催化功能。

METTL3 是首个被发现的能够催化 m6A 的甲基转移酶，也是发挥催化作用的核心蛋白，内部含有 S-腺苷蛋氨酸（S-adenosyl-L-methionine，SAM）结合结构域，在真核生物中高度保守。METTL14 为稳定甲基转移酶复合物结构的蛋白，与 METTL3 以 1∶1 形成异源二聚体共定位于核斑点中，在底物识别中发挥关键作用。WTAP 是 m6A 甲基转移酶复合物的第三个关键成分，由于其缺乏保守的催化甲基化结构域，所以 WTAP 对 m6A 修饰无直接催化活性，但 WTAP 可以将 METTL3-METTL14 二聚体定位于核斑点，增强复合物的催化能力。

近年来，越来越多的甲基转移酶陆续被发现，包括 RNA 结合基序蛋白 15（RNA binding motif protein 15，RBM15）、病毒样 m6A 甲基转移酶相关蛋白（vir like m6A methyltransferase associated protein，VIRMA）、含锌指 CCCH 型 13（zinc finger CCCH-type containing 13，ZC3H13）和甲基转移酶样 16（methyltransferase like 16，METTL16）等，它们在催化 m6A 修饰的过程中均发挥着重要作用。

2.5.2 m6A 去甲基化酶

m6A 去甲基化酶是对腺苷酸的第 6 位氮原子脱甲基，去除 RNA 中 m6A 甲基化基团，其编码基因称作擦除器。FTO 和 Alk B 同源蛋白 5（Alk B homologue 5，ALKBH5）是主要的 m6A 去甲基化酶，它们均属于 α-酮戊二酸依赖性双加氧酶家族，依赖辅因子 Fe^{2+} 和 α-酮戊二酸发挥去甲基化功能。

FTO 是于 2011 年第一个被发现的去甲基化酶，表明 m6A 甲基化是可逆的和动态的，并受到精确的调控。FTO既可以对体外RNA中m6A修饰去甲基化，也可以影响体内细胞m6A水平。ALKBH5是于2013年第二个被发现的具有去甲基化功能的酶，其具有一个催化结构域，可以直接从m6A甲基化的腺嘌呤中去除甲基。虽然FTO与ALKBH5均能定位于核斑点中，但二者具有不同的细胞内定位和组织分布。

2.5.3 m6A结合蛋白

m6A甲基化需要结合蛋白识别特异性结合位点发挥识别作用，这些结合蛋白也称作读取器。YT521-B同源性（YT521-B homology，YTH）结构域家族成员1（YTH N6-methyladenosine RNA binding protein 1，YTHDF1）、YTHDF2、YTHDF3、YTHDC1(YTH domain containing 1）和YTHDC2是主要的m6A结合蛋白，它们具有特定的结构域，能直接结合m6A。YTHDF1、YTHDF2和YTHDF3主要位于细胞质中。YTHDF1可以与m6A位点结合，提高mRNA的翻译效率。YTHDF2是第一个被鉴定出的m6A结合蛋白，通过选择性识别m6A加速mRNA降解，影响mRNA的稳定性。YTHDF3可以与YTHDF1相互作用，促进m6A修饰mRNA的翻译效率。YTHDC1与YTHDC2主要位于细胞核中。YTHDC1介导m6A修饰参与调控mRNA的剪接。YTHDC2可通过识别m6A修饰调节mRNA的稳定性、翻译和降解。

另有一些其他的m6A结合蛋白，如异质核糖核蛋白（hterogeneous nuclear ribonucleoprotein，NRNP）家族成员（HNRNPA2B1、HNRNPC和HNRNPG）、胰岛素样生长因子2 mRNA结合蛋白（isulin-like growth factor 2 mRNA-binding proteins，F2BPs）、真核起始因子3(ekaryotic translation initiation factor 3，eIF3）和不均一核糖蛋白家族（hterogeneous nuclear ribonucleoproteins，hnRNPs）等，它们可以介导m6A修饰参与调控mRNA的剪接、翻译、降解及稳定性。

2.5.4 运动与m6A甲基化

研究表明，运动可以通过调节表观遗传学发挥对心脏的健康促进效应。m6A甲基化是表观遗传学的新兴组成部分，目前关于运动对m6A甲基化研究的文献较少，仅有数篇。Liu等研究表明，8周中等强度跑台运动可以显著降低HFpEF小鼠心肌FTO蛋白，升高METTL3蛋白表达，而腺相关病毒诱导FTO心肌过表达通过促进心肌细胞凋亡、纤维化和心肌肥大，部分抵消了运动对HFpEF小鼠的心脏保护作用。Wang等对小鼠进行4周游泳训练诱导心肌肥大后发现，小鼠心肌

METTL3、WTAP、ZC3H13 的蛋白表达及 m6A 甲基化水平显著降低，FTO 和 ALKBH5 的蛋白表达显著升高，*METTL14* 基因表达无显著变化，而 METTL14 mRNA 甲基化水平和蛋白表达均显著下调。进一步研究发现，腺相关病毒 AAV9 诱导 METTL14 心肌过表达，部分抵消了游泳运动诱导的心肌肥大，而 METTL14 的心脏特异性敲低通过抑制心肌细胞凋亡促进心肌细胞增殖，显著改善了心肌缺血/再灌注（ischemia/reperfusion，I/R）损伤。本实验室前期研究表明，8 周 MICT 和 HIIT 均显著降低肥胖小鼠睾丸 m6A 甲基化水平以及 *METTL3*、*YTHDF2* 和 *FTO* 的基因表达，并且 HIIT 抑制 m6A 水平的效果优于 MICT。以上研究说明，运动是调节 m6A 甲基化水平及其因子的有效干预手段。

2.6 m6A 甲基转移酶 METTL3 的结构和生物学功能

2.6.1 METTL3 的结构

催化 m6A 的甲基转移酶是由多种成分组成的复合物，目前尚未被完全鉴定出来。1994 年，Bokar 等利用来自 HeLa 细胞核提取物的体外甲基化系统和来自编码牛催乳素的 mRNA 的底物 RNA，对 m6A 甲基转移酶进行表征和部分纯化，发现甲基转移酶复合物由分子量分别为 30、200 和 875kD 的 3 种成分组成，通过凝胶过滤和甘油梯度沉降测试进一步发现，200kD 的成分中含甲基供体 SAM 的结合位点，分子量为 70kD，被命名为 MT-A70，即 m6A 甲基转移酶 METTL3。

METTL3 是首个被发现的能够催化 m6A 的甲基转移酶，也是发挥催化作用的核心蛋白，在真核生物中高度保守。METTL3 基因编码 580 个氨基酸，主要包含前导螺旋结构（lader helix，LH）、核定位信号（nuclear localization sequence，NLS）、含 SAM 结合位点的甲基转移酶结构域（methyltransferase domain，MTD）和锌指结构域（zinc finger domain，ZFD）。METTL3 的 N-末端存在与 WTAP 相互作用的前导螺旋结构 LH，而 LH 和 MTD 之间的螺旋结构域中存在着功能性 NLS。ZFD 含有两个串联的 CCCH 型 ZFD，即 Zn F1(残基 259～298）和 Zn F2(残基 299～336)，通过一个反向平行的 β 片层连接，能特异性地与含有 5′-GGACU-3′共识序列的 RNA 结合。晶体结构表明，METTL3 的甲基转移酶结构域 MTD(MTD3）由 α-β-α 三明治折叠形成，包含一个中心弯曲的八链 β 片层，侧翼为 4 个 α 螺旋和 3 个 310 螺旋，即门环 1、接口环和门环 2。

2.6.2 METTL3调节脂代谢

METTL3 可以通过调节脂代谢改善机体代谢紊乱。昼夜节律的转录调节对于脂质代谢稳态至关重要。Zhong 等研究表明，敲除小鼠肝脏昼夜节律基因 *BMAL1*，通过提高 METTL3 表达增加 PPARα 的 mRNA 甲基化，进而影响 PPARα 的转录和翻译，导致肝脏脂质增加。Li 等研究发现，肝脏特异性过表达 METTL3，进一步加剧了高脂饮食小鼠脂质代谢紊乱和胰岛素抵抗，而肝脏特异性敲除 METTL3 通过延长脂质代谢调控因子 Lpin1 的 mRNA 半衰期，进而改善肝脏脂质代谢紊乱和胰岛素抵抗。Peng 等发现，NAFLD 小鼠肝脏和 FFA 处理的肝细胞中 METTL3 表达上调，敲低 METTL3 可以通过促进肝脏自噬和清除脂滴改善脂毒性，而肝脏 METTL3 过表达导致脂毒性进一步增强。Wu 等研究表明，白藜芦醇可以降低高脂饮食小鼠肝脏 m6A 甲基化水平，上调 PPARα 表达，改善脂质代谢紊乱。

以上研究提示，METTL3 可以通过调节 PPARα 表达进而改善脂代谢，但其作用机制仍需进一步研究。

2.6.3 METTL3调节氧化应激和炎症

METTL3 可调节氧化应激和炎症水平，参与心血管疾病的病理生理过程。Qi 等研究表明，心梗大鼠心肌 METTL3 表达显著增加，慢病毒介导短发夹 RNA（short hairpin RNA，shRNA）沉默心肌 METTL3 表达，显著抑制心梗大鼠心肌 TRAF6/NF-κB 信号通路，降低 TNF-α、IL-1β 和 NOX2 表达以及 ROS 水平，抑制氧化应激和炎症损伤。Zhang 等研究显示，敲低 METTL3 可以增加 PGC-1α mRNA 的表达，从而改善线粒体功能障碍，抑制氧化低密度脂蛋白（oxLDL）诱导的单核细胞炎症。STAT1 是调控促炎巨噬细胞的主要转录因子，Liu 等发现小鼠巨噬细胞 M1 极化后，METTL3 显著上调，METTL3 介导的 STAT1 mRNA 甲基化显著提高了其 mRNA 的稳定性，METTL3-STAT1 介导的巨噬细胞极化可以作为潜在的抗炎靶标。Tang 等研究发现，I/R 诱导心肌细胞 m6A 甲基化水平、METTL3 蛋白表达、ROS 水平和 MDA 含量显著上调，SOD 活性显著下降，siRNA 敲低 METTL3 后，ROS 水平和 MDA 含量显著降低，SOD 活性显著升高，显著改善 I/R 诱导的心肌细胞氧化应激损伤。此外，METTL3 介导的 m6A 甲基化可通过调节 Keap1/Nrf2 信号通路，改善黏菌素诱导的肾脏氧化应激和细胞凋亡。

以上研究提示，Nrf2 抗氧化信号通路在 METTL3 调节氧化应激和炎症中发挥重要作用。

2.6.4 METTL3调节细胞凋亡

METTL3可以通过调控凋亡相关因子表达促进或抑制细胞凋亡。Song等发现缺氧/复氧（hypoxia/reoxygenation，H/R）诱导心肌细胞m6A甲基化水平和METTL3表达升高，沉默METTL3表达可抑制H/R诱导的心肌细胞凋亡，而过表达METTL3则进一步加剧H/R诱导的心肌细胞凋亡。Shen等发现脂多糖（LPS）诱导H9C2细胞m6A甲基化水平和METTL3表达上调，METTL3敲低则显著抑制LPS诱导的心肌细胞炎症损伤和细胞凋亡。Yang等研究表明，高葡萄糖（HG）诱导晶状体上皮细胞METTL3基因和蛋白表达上调，shRNA沉默METTL3表达，显著抑制HG诱导的细胞凋亡，促进细胞增殖。此外，多项研究表明，敲低METTL3通过调节Bcl-2信号通路、SHH/GLI信号通路和ZNF750-FGF14信号通路，促进癌细胞凋亡。

以上研究表明，METTL3在细胞凋亡中发挥重要作用。

2.6.5 METTL3与心血管疾病

METTL3与心肌肥厚、心肌梗死和I/R等心血管疾病的发生发展过程密切相关。敲低METTL3显著增加新生儿和成年小鼠心脏损伤后的心肌细胞增殖并加速心脏再生，而过表达METTL3则降低新生儿小鼠的心肌细胞增殖并抑制心肌再生，其机制是METTL3转录后通过m6A-YTHDF2依赖性通路降低Fgf16 mRNA水平，从而调控心肌细胞增殖和心脏再生。研究发现，过表达METTL3可以在体外和体内促进心肌细胞肥大，心脏特异性METTL3敲除小鼠，随着衰老和压力超负荷刺激而诱发心脏结构和功能变化，表明METTL3在维持心脏结构和功能稳态中发挥重要作用。PIWI-interacting RNAs(piRNAs）在心肌肥大中高表达，CHAPIR是一种与心肌肥厚相关的piRNA，通过靶向METTL3介导的Parp10 mRNA转录的m6A甲基化促进病理性心肌肥厚。Zhang等研究表明，METTL3以m6A依赖的方式正向调节pri-miR221/222成熟过程，随后通过抑制DKK2激活Wnt/β-catenin信号通路，从而促进AngII诱导的心肌肥厚。AAV9介导的心脏METTL3敲低，可能是病理性心肌肥厚的潜在治疗方法。

研究发现，METTL3敲除小鼠或体内注射METTL3 shRNA腺病毒，可重新激活心梗小鼠的心肌再生，改善心功能，其机制是抑制pri-miR-143的成熟并靶向Yap和Ctnnd1，促进心肌细胞增殖。Zhao等研究显示，METTL3通过以DGCR17

依赖性 pri-miRNA 加工方式上调增殖相关的 miR-3-8p，促进心梗大鼠心肌细胞增殖改善心功能。Li 等研究表明，METTL3 沉默通过抑制心肌成纤维细胞的活化以改善心肌梗死诱导的心肌纤维化。此外，METTL3 沉默通过靶向 IGFBP3 减弱异丙肾上腺素诱导的心肌纤维化，METTL3 过表达可以通过 m6A-YTHDF2 依赖的方式，增加雄激素受体甲基化促进糖酵解和心脏成纤维细胞增殖。METTL3 过表达还可以通过 m6A 修饰促进 DGCR8 与 pri-miR-143-3p 结合，从而增强 miR-143-3p 表达而抑制 PRKCE 转录，进一步加重心肌细胞凋亡。在心肌细胞 H/R 损伤模型和 I/R 心肌组织中，METTL3 表达显著增加，敲低 METTL3 可以通过上调 TFEB mRNA 甲基化增强自噬通量，进而抑制 H/R 诱导的心肌细胞凋亡。

综上所述，METTL3 可能是心肌肥厚、心肌梗死和 I/R 等心血管疾病的潜在治疗靶点。

2.7 总结与展望

肥胖患者心脏异位脂质沉积，炎症水平和氧化应激升高，心肌细胞发生坏死或凋亡，左心室肥大，左心室收缩和舒张功能障碍，诱导心肌发生病理性重塑。

运动作为减脂减重的有效方式，也是促进心血管健康的重要干预手段。适宜运动可以通过抑制炎症和氧化应激水平、改善线粒体功能障碍和心肌脂毒性、抑制细胞凋亡和心肌纤维化、调节 RAS 活性等，提高肥胖个体心肌结构和功能，改善或预防肥胖性心肌重塑。m6A 甲基化修饰主要由甲基化酶催化甲基、去甲基化酶去除甲基及结合蛋白识别特异性结合位点共同发挥作用。m6A 甲基化修饰已被证实与缺血性心脏病、心力衰竭、肺动脉高压、动脉粥样硬化和高血压等代谢性心肌病密切相关。关于 m6A 甲基化在肥胖性心肌重塑中的作用尚未见文献报道。METTL3 是首个被发现能够催化 m6A 的甲基化酶，在氧化应激、细胞凋亡和脂代谢等方面发挥重要作用。运动是否可以通过调节 METTL3 的表达，进而调控心肌氧化应激、细胞凋亡和脂代谢，最终改善肥胖性心肌重塑呢？这些问题仍有待进一步研究。

运动是防治肥胖和心血管疾病的重要手段，以 m6A 甲基转移酶 METTL3 为研究靶点，深入研究运动干预对肥胖性心肌重塑的改善效应和生理学机制，这将为防治肥胖和代谢性心肌病提供新的方向和思路。

第3章 MICT和HIIT对高脂饮食诱导的肥胖性心肌重塑的改善效应

肥胖患者过量的FFA和TG促进肝脏、骨骼肌和心脏等组织器官异位脂质沉积，导致胰岛素抵抗、高血压、NAFLD、T2DM、动脉粥样硬化和心血管疾病的发生。研究表明，肥胖是心血管疾病的独立危险因素。流行病学、临床研究和动物实验均支持存在一种称为“肥胖性心肌病”的代谢性疾病，其发展独立于高血压、冠心病和其他心脏疾病。WHO于1948年正式将肥胖性心肌病列为疾病诊断。

现有研究提示，运动可以通过抑制炎症和氧化应激水平、改善线粒体功能障碍和心肌脂毒性、抑制细胞凋亡和心肌纤维化以及调节表观遗传修饰等途径，提高肥胖个体心肌结构和功能，进而改善肥胖性心肌重塑。MICT和HIIT对肥胖小鼠心脏的生物学效应是否存在差异，目前尚无统一结论，作用机制也尚不完全清楚，鲜见两者在改善高脂饮食诱导的肥胖性心肌重塑方面的对比研究。

通过12周高脂饮食喂养建立肥胖小鼠模型，探讨并比较8周MICT和HIIT对高脂饮食诱导的肥胖小鼠心功能、心肌肥大、纤维化、脂代谢、氧化应激和细胞凋亡的影响，为运动改善肥胖性心肌重塑提供实验参考和理论依据。

3.1 材料与方法

3.1.1 主要试剂与仪器

见表3-1、表3-2。

表3-1 主要试剂

试剂名称	公司或生产商
60%脂肪供能比高脂饲料	北京科澳协力
电镜固定液	福州飞净

续表

试剂名称	公司或生产商
BCA 蛋白定量试剂盒	南京碧云天
SYBR 荧光定量试剂盒	南京碧云天
FFA 检测试剂盒	英国 Abcam
ECL 发光液	西安壮志
反转录试剂盒	日本 Takara
MDA 测定试剂盒	南京建成
T-SOD 测定测试盒	南京建成
GSH-Px 测定试剂盒	南京建成
细胞核蛋白提取试剂盒	南京建成
TUNEL 细胞凋亡检测试剂盒	北京索莱宝
油红 O 染液	北京索莱宝
4%多聚甲醛	北京索莱宝

表 3-2　主要仪器

仪器名称	公司或生产商
EchoMRI 小动物体成分分析仪	美国 EchoMRI Corporation Pte Ltd
透射电子显微镜	日本日立
全自动生化分析仪	科华生物
小动物跑台	安徽正华
小动物超声成像系统	苏州飞依诺
凝胶成像仪	美国 Bio-Rad
电泳仪	美国 Bio-Rad
超低温冰箱	美国 Bio-Rad
低温高速离心机	美国 Thermo
电子天平	北京华志
酶标仪	奥地利 TECAN
分光光度计	英国 GE
光学显微镜	日本 Olympus
荧光显微镜	德国 Leica

3.1.2　实验动物与分组

无特定病原体（specific pathogen free，SPF）级的 3～4 周龄雄性 C57BL/6J 小鼠购买并饲养于清华大学实验动物研究中心，环境温度为 22～26℃，光照时间为每天 7：00～19：00。本书所有实验方案均经过清华大学实验动物管理与使用委员会（IACUC）审核批准。

小鼠适应性喂养一周后，随机挑选 18 只小鼠为正常饮食（normal Diet，ND）组，该组小鼠给予普通饲料喂养，饲料供能比为 20％蛋白、70％碳水化合物和 10％脂肪，能量密度为 3.85kcal/g。另随机挑选 85 只小鼠给予 60％脂肪供能的高脂饲料喂养，饲料供能比为 20％蛋白、20％碳水化合物和 60％脂肪，能量密度为 5.24kcal/g。所有小鼠均自由饮食、进水。在高脂饮食喂养 12 周后，记录小鼠体重，测量体长，计算 Lee's 指数。挑选体重最大的 48 只小鼠作为肥胖建模成功的研究对象，即 12 周高脂饮食（12-week HFD）组。

喂养 12 周后，分别从 ND 组和 12-week HFD 组随机挑选 3 只小鼠进行心肌形态学检测。ND 组剩余 15 只小鼠继续正常饮食喂养。12-week HFD 组剩余 45 只小鼠继续高脂饲料喂养并随机分为高脂饮食（HFD）组、高脂饮食-中等强度持续训练（HFD-MICT）组和高脂饮食-高强度间歇训练（HFD-HIIT）组，每组均为 15 只。训练期间，HFD-HIIT 组有 4 只小鼠多次刺激驱赶无效，不能坚持既定跑速，无法完成 8 周 HIIT 而被剔除实验，因此 HFD-HIIT 组最终有 11 只小鼠纳入本次研究。实验设计方案见图 3-1。

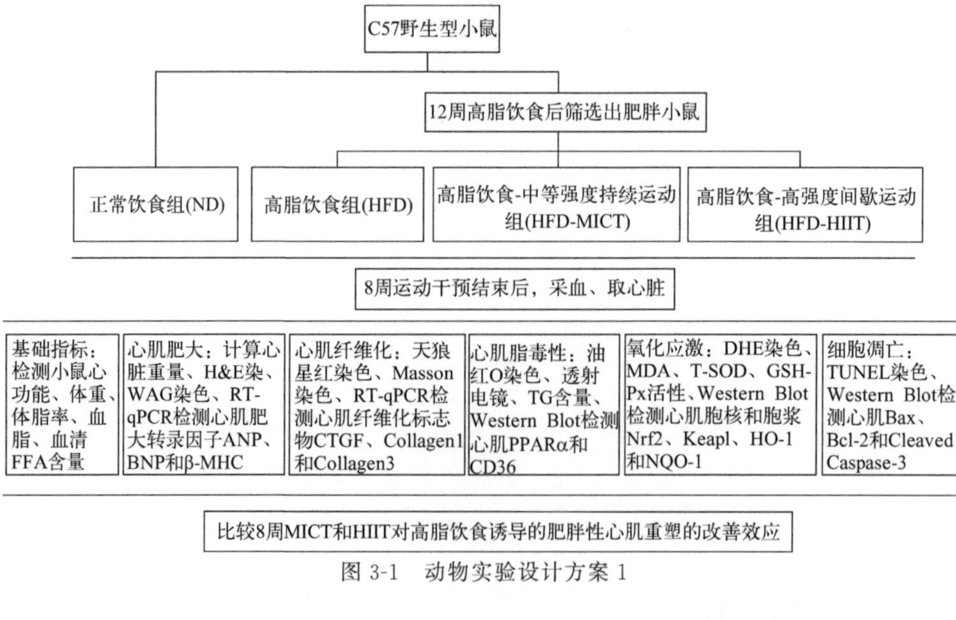

图 3-1　动物实验设计方案 1

3.1.3　MICT 和 HIIT 训练方案

HFD-MICT 组和 HFD-HIIT 组的小鼠在高脂饮食喂养 12 周后，进行 1 周的适应性训练和 8 周的跑台运动，训练方案参考 Liu 等的模型并结合本实验室前期研究制定。HFD-MICT 组和 HFD-HIIT 组的小鼠均先进行 1 周的适应性跑台训练(5m/min，10min/d)，跑台坡度为 0°。在正式训练期间，HFD-MICT 组和 HFD-HIIT 组的小鼠均以 5m/min 的速度热身运动 10min。然后，HFD-MICT 组小鼠以 14～17.5m/min 的速度持续运动 35min，而 HFD-HIIT 组小鼠以 14～17.5m/min×2min 和 24～27.5m/min×1min 的速度时间依次交替运动，直到跑步距离与 HFD-MICT 组小鼠的跑步距离相等。MICT 训练方案见表 3-3，HIIT 训练方案见表 3-4。

表 3-3　MICT 训练方案

时间	热身运动强度 45%～50%$V_{O_{2max}}$		中等强度 70%～75%$V_{O_{2max}}$		总距离/m	总时间/min
	速度/(m/min)	时间/min	速度/(m/min)	时间/min		
1w	5	10	14	35	540	45
2w			14.5		557.5	
3w			15		575	
4w			15.5		592.5	
5w			16		610	
6w			16.5		627.5	
7w			17		645	
8w			17.5		662.5	

表 3-4　HIIT 训练方案

时间	热身运动强度 45%～50%$V_{O_{2max}}$		中等强度 70%～75%$V_{O_{2max}}$		高强度 95%～100%$V_{O_{2max}}$		总距离/m	总时间/min
	速度/(m/min)	时间/min	速度/(m/min)	时间/min	速度/(m/min)	时间/min		
1w	5	10	14	2×10	24	1×9	540	38.6
2w			14.5		24.5		557.5	38.8
3w			15		25		575	39
4w			15.5		25.5		592.5	39.1
5w			16		26		610	39.2
6w			16.5		26.5		627.5	39.3
7w			17		27		645	39.4
8w			17.5		27.5		662.5	39.5

3.1.4 体成分检测

采用核磁共振法分析小鼠的体成分。12 周高脂饮食和 8 周运动干预结束后，使用 EchoMRI 小动物体成分分析仪无创检测小鼠总脂肪量。打开 EchoMRI 软件，将小鼠放到外筒中，保持外筒干燥无水分，然后将外筒放入仪器，输入编号即可开始检测。数分钟后，通过 Excel 导出数据进行处理。

3.1.5 超声心动图检测

小鼠 12 周高脂饮食和 8 周运动干预结束后，行超声心动图检测心脏结构和功能。采用异氟醚吸入麻醉小鼠，以仰卧位固定于操作台，对胸前及腹部进行脱毛处理。待小鼠心率稳定后，脱毛部位涂抹耦合剂，将仪器探头置于左前胸获取 M 型超声心动图，直接测量心率、左心室收缩期末径（left Ventricle Internal Dimension systole，LVIDs）和左心室舒张期末径（left Ventricle Internal Dimension diastole，LVIDd），软件计算左心室质量（LV mass）、左心室短轴缩短率（fractional Shortening，FS）和左心室射血分数（ejection Fraction，EF）。

3.1.6 动物取材与样品处理

喂养 12 周后，分别从 ND 组和 12-week HFD 组随机挑选 3 只小鼠取材进行心肌形态学检测。8 周运动干预结束后，对所有小鼠进行取材。先用三溴乙醇（250mg/kg）麻醉小鼠，称量体重，测量体长（鼻尖至肛门外沿的距离），根据公式计算小鼠 Lee's 指数［Lee's 指数＝体重（g）$^{1/3}$×1000/体长（cm）］。然后，常规眼眶取血入抗凝采血管中，离心取上清液，－20℃冻存备用。打开胸腔，迅速摘取心脏置于冰冷生理盐水，去除并冲洗心肌周围多余组织，滤纸吸干，称重心脏质量，一部分置于电镜固定液中冷藏，一部分置于 4％多聚甲醛中冷藏，一部分经液氮速冻后置于－80℃冰箱冻存备用。

3.1.7 血清生化指标检测

使用全自动生化分析仪检测血清总胆固醇（total cholesterol，TC）、甘油三酯（triglycerides，TG）、低密度脂蛋白（low-density lipoprotein，LDL）和血糖含量。使用比色法检测血清 FFA 含量。所有操作均严格按照试剂盒说明书进行。

3.1.8 心肌生化指标检测

制备10%心肌组织匀浆，离心取上清液。使用硫代巴比妥酸比色法检测心肌组织MDA含量、黄嘌呤氧化酶法检测T-SOD活性、比色法检测GSH-Px活性。制备空白对照、标准品和待测样品，双蒸水调零，分光光度计检测吸光度值，根据标准曲线计算待测样品含量。所有操作严格按照试剂盒说明书进行。

使用酶联免疫吸附测定（ELISA）检测心肌组织TG含量。称取10mg心肌组织于2mL EP管，加入预冷的PBS，将EP管置于冰水浴中，快速剪碎、匀浆心肌组织，4℃离心机12000r/min离心5min。设置标准孔和样品孔，加入2μL ACS试剂，37℃孵育30min。加入50μL反应液，37℃避光孵育30min。酶标仪检测570nm处波长的吸光度值。根据标准曲线计算心肌组织TG含量。

3.1.9 心肌组织学染色

（1）心肌石蜡切片制备

将浸泡在4%多聚甲醛固定48h后的心肌组织取出，横切或纵切后放至包埋盒中，流水冲洗6h。首先依次放入50%乙醇（2h）、70%乙醇（1h）、80%乙醇（1h）、90%乙醇（1h）、95%乙醇Ⅰ（30min）、95%乙醇Ⅱ（30min）、100%乙醇Ⅰ（15min）、100%乙醇Ⅱ（15min）进行梯度脱水。然后放入二甲苯Ⅰ（30min）、二甲苯Ⅱ（30min）进行梯度透明。接着放入石蜡Ⅰ（30min）、石蜡Ⅱ（30min）、石蜡Ⅲ（30min）进行浸蜡包埋。最后对蜡块进行5μm连续切片，常规展片烤片，将石蜡切片做好标记后室温保存。

（2）苏木精-伊红（H&E）染色

心肌石蜡切片60℃烘烤2h后，依次放入二甲苯Ⅰ(10min)、二甲苯Ⅱ(10min)、100%乙醇Ⅱ(5min)、100%乙醇Ⅰ(5min)、95%乙醇Ⅱ(5min)、95%乙醇Ⅰ(5min)、90%乙醇（5min)、80%乙醇（5min)、70%乙醇（5min）进行脱蜡至水，流水冲洗2min。苏木素染液浸染10min左右，流水冲洗2min。1%盐酸乙醇分化3～5s，流水冲洗2min。伊红染液浸染3min左右，流水冲洗2min。依次放入70%乙醇（2min)、80%乙醇（2min)、90%乙醇（2min)、95%乙醇Ⅰ（2min)、95%乙醇Ⅱ（2min)、100%乙醇Ⅰ（2min)、100%乙醇Ⅱ（2min）进行梯度脱水，再放入二甲苯Ⅰ（3min)、二甲苯Ⅱ（3min）进行梯度透明。中性树脂封片，光学显微镜观察拍照。

（3）Masson染色

心肌石蜡切片常规烤片、脱蜡至水。苏木素染液浸染5min左右，流水冲洗

2min。1%盐酸乙醇分化3～5s，流水冲洗2min。丽春红-酸性品红染液浸染8min左右，流水冲洗2min。1%磷钼酸盐分色2min，苯胺蓝浸染5min，1%冰醋酸分色1min。依次放入95%乙醇Ⅰ(2min)、95%乙醇Ⅱ(2min)、100%乙醇Ⅰ(2min)、100%乙醇Ⅱ(2min)进行梯度脱水，再放入二甲苯Ⅰ(2min)、二甲苯Ⅱ(2min)进行梯度透明。中性树脂封片，光学显微镜观察拍照。采用Image Pro Plus 6.0软件统计分析心肌胶原纤维百分比（CVF%）。

（4）天狼星红染色（Picrosirius red stain）

心肌石蜡切片常规烤片、脱蜡至水。铁苏木素滴染5～10min，流水冲洗2min。天狼星红染液滴染30min左右，流水冲洗2min。依次放入70%乙醇(2min)、80%乙醇（2min)、90%乙醇（2min)、95%乙醇Ⅰ(2min)、95%乙醇Ⅱ(2min)、100%乙醇Ⅰ(2min)、100%乙醇Ⅱ(2min)进行梯度脱水，再放入二甲苯Ⅰ(3min)、二甲苯Ⅱ(3min)进行梯度透明。中性树脂封片，光学显微镜观察拍照。

（5）麦胚凝集素（WGA）染色

心肌石蜡切片常规烤片、脱蜡至水。微波炉内加热抗原修复液（0.01mol/L柠檬酸盐缓冲液)，待沸腾后将石蜡切片放入其中进行抗原修复20min。修复液冷却至室温后，PBS清洗切片3次，每次5min。WGA染液37℃避光孵育60min，PBS清洗3次，每次5min。抗荧光淬灭封片剂封片，荧光显微镜观察拍照。采用Image Pro Plus 6.0软件统计分析心肌细胞横截面积。

（6）心肌冰冻切片制备

将心肌组织置于20%～30%蔗糖溶液1～2天后，预冷PBS清洗，适量OCT包埋浸没组织，使用冰冻切片机对组织进行10μm连续切片。将心肌冰冻切片做好标记后，-20℃保存。

（7）油红O(Oil red O）染色

心肌冰冻切片室温复温，蒸馏水清洗。60%异丙醇浸洗30s，油红O染色液浸染10min，60%异丙醇分化，蒸馏水清洗。苏木素复染核2min左右，1%盐酸酒精分化2s左右，蒸馏水清洗。滤纸吸干切片周围水分，甘油明胶封片，光学显微镜观察拍照。采用Image Pro Plus 6.0软件统计分析心肌组织油红O染色脂滴面积百分比。

3.1.10 DHE染色

心肌冰冻切片室温复温，蒸馏水清洗后，5μmol/L二氢乙啶（DHE）染液

37℃避光孵育 30min，PBS 清洗 3 次，每次 2min。用抗荧光淬灭封片剂封片，荧光显微镜观察拍照。采用 Image Pro Plus 6.0 软件统计分析心肌组织 DHE 染色荧光强度。

3.1.11 TUNEL 染色

心肌石蜡切片常规脱蜡至水，不含 DNase 的蛋白酶 K（20μg/mL）室温滴染 30min，PBS 清洗切片 3 次，每次 5min。TUNEL 检测液（TdT 酶∶荧光标记液∶DAPI＝50∶450∶1）37℃避光孵育 1h，PBS 清洗 3 次，每次 5min。抗荧光淬灭封片剂封片，荧光显微镜观察拍照。

3.1.12 透射电子显微镜

将小鼠左心室切成 $1mm^3$ 小块置入 2.5％戊二醛电镜固定液中，4℃固定 24h。0.1mol/L 磷酸缓冲液清洗 3 次，每次 15min。1％锇酸后固定 2h，0.1mol/L 磷酸缓冲液再次清洗 3 次，每次 15min。丙酮梯度脱水，丙酮/包埋剂渗透，纯包埋剂包埋，对包埋块进行超薄切片，2％醋酸铀酰染色，0.4％柠檬酸铅染色。透射电子显微镜（TEM）观察并拍照。

3.1.13 RT-qPCR 检测

（1）RNA 提取采用 Trizol 法提取心肌组织总 RNA，具体操作步骤如下：

① 称取 50mg 心肌组织于液氮预冷的研钵中，再加入 1mL 的 Trizol 试剂，将组织快速研磨至液态。

② 将液体收集至 1.5mL EP 管，静置 5min。

③ 滴加 200μL 氯仿，摇晃混匀，静置 5min。

④ 4℃离心机 12000r/min 离心 10min，取上清液至另一离心管。

⑤ 加入等体积的预冷异丙醇，充分混匀，冰上静置 10min。

⑥ 4℃离心机 12000r/min 离心 10min，弃上清液。

⑦ 加入 1.5mL 预冷 75％乙醇，充分混匀。

⑧ 4℃离心机 8000r/min 离心 5min，弃上清。

⑨ 室温静置 5min，自然挥发乙醇。加入 20μL DEPC 水，充分混匀。

⑩ 酶标仪检测 OD 值及 RNA 纯度、浓度。

（2）反转录合成 cDNA

加入质量为 500ng 的总 RNA 和 2μL 的 5×PrimeScript RT Master Mix，再加入适

量的 RNase Free ddH_2O 将反应体系补足到 10μL，离心混匀。PCR 扩增仪进行 RNA 反转录，将转录后的 cDNA 样本加入 RNase Free ddH_2O 稀释，－20℃保存。

（3）RT-qPCR

配置 10μL 的 RT-qPCR 反应体系，包括：5μL 2×SYBR Green Mix、0.4μL 上游引物、0.4μL 下游引物、0.8μL cDNA 模板、3.4μL RNase Free ddH_2O，吹打混匀，避免气泡。PCR 反应程序为：95℃，5min；95℃，10s；60℃，20s；循环 40 次。

以 GAPDH 为内参，使用 $2^{-\Delta\Delta Ct}$ 法计算目的基因的相对表达量。使用的目的基因引物序列见表 3-5。

表 3-5　目的基因引物序列

基因	引物序列	
	正向	反向
Anp	TCTTCCTCGTCTTGGCCTTT	CCAGGTGGTCTAGCAGGTT
Bnp	TGGGAGGTCACTCCTATCCT	GGCCATTTCCTCCGACTTT
β-mhc	CGGACCTTGGAAGACCAGAT	GACAGCTCCCCATTCTCTGT
Ctgf	TGTGTGATGAGCCCAAGGAC	AGTTGGCTCGCATCATAGTTG
Collagen1	AGGCTTCAGTGGTTTGGATG	CACCAACAGCACCATCGTTA
Collagen3	CCCAACCCAGAGATCCCATT	GAAGCACAGGAGCAGGTGTAGA
Gapdh	GCAAGGACACTGAGCAAGA	GGATGGAAATTGTGAGGGAG

3.1.14 Western blot 检测

（1）心肌组织总蛋白提取

称取心肌组织 50mg 于 2mL EP 管，快速加入 500μL 组织裂解液（RIPA∶PMSF∶蛋白酶磷酸酶抑制剂＝100∶1∶1），将 EP 管置于冰水浴中，快速剪碎、匀浆心肌组织。4℃离心机 12000r/min 离心 10min，取上清液，即为心肌组织总蛋白原液。

（2）心肌组织细胞核蛋白提取

称取心肌组织 30mg 于 2mL EP 管，加入预冷的 PBS，将 EP 管置于冰水浴中，快速剪碎、匀浆心肌组织。冰上静置 5min，将上清转移到另一预冷的离心管中。4℃离心机 500r/min 离心 3min，弃上清液。每 20μL 细胞压积中加入 200μL 预冷的缓冲液 A 和 2μL 蛋白酶抑制剂，高速涡旋振荡 15s，冰上静置 10min。再次高速涡旋振荡 5s，4℃离心机 16000r/min 离心 5min，取上清液，即心肌组织胞浆蛋白原液，－20℃保存。在剩下的沉淀中加入 200μL 预冷的缓冲液 B 和 2μL 蛋白酶抑制剂，高速涡旋振荡15s。冰上静置40min，每10min高速涡旋振荡15s。4℃离心机16000r/min离心10min，取上清液，即为心肌组织细胞核蛋白原液。

（3）蛋白浓度测定

采用BCA法测定蛋白浓度。根据试剂盒说明书配制蛋白标准溶液和样品稀释液，BCA工作液与样品稀释液37℃共同孵育30min，酶标仪检测562nm波长的吸光度值。根据标准曲线计算待测样品蛋白浓度。

（4）蛋白变性

根据所测的蛋白浓度，在蛋白原液中加入相应体积的RIPA裂解液和5×loading buffer。涡旋混匀后，金属浴10min，再次涡旋混匀，等量分装，－20℃保存备用。

（5）常规Western blot检测蛋白表达

根据目的蛋白分子量的大小，制备不同浓度的分离胶。等量蛋白上样，90V恒压电泳，300mA恒流转膜，5%脱脂奶粉室温封闭1.5h，一抗孵育4℃过夜，次日复温后TBST摇床清洗5min/次×5次，室温孵育二抗1.5h，TBST摇床清洗5min/次×5次，均匀滴加ECL发光液，曝光显影。

采用Image Lab软件进行蛋白灰度值分析，以GAPDH或Lamin B为内参，目的蛋白与内参灰度值的比值即为目的蛋白的相对表达量。使用的抗体信息见表3-6。

表3-6 抗体信息

一抗	公司	货号	稀释比例
PPARα	Abcam	ab24509	1∶200
CD36	Abcam	ab252923	1∶1000
Keap1	Abcam	ab227828	1∶1000
Nrf2	Santa Cruz Biotechnology	sc-365949	1∶1000
HO-1	Abcam	ab13243	1∶2000
NQO-1	Abcam	ab80588	1∶1000
Bax	Cell Signaling Technology	14796	1∶1000
Bcl-2	Bioworld	BS1511	1∶1000
Cleaved Caspase-3	Cell Signaling Technology	9661	1∶1000
GAPDH	Proteintech	10494-1-AP	1∶10000
Lanin B	Proteintech	66095-1-Ig	1∶10000

3.1.15 数据处理与统计分析

采用 GraphPad Prism 9.0 软件对数据进行统计分析和绘图。所有实验独立重复至少 3 次，实验结果以均数±标准误（mean±SEM）表示。组间差异采用非配对双尾 Student *t* 检验或单因素方差分析。$P<0.05$ 表示差异有统计学意义。

3.2 实验结果

3.2.1 12 周高脂饮食诱导肥胖小鼠模型的建立

高脂饮食喂养是诱导小鼠肥胖的经典方法。在本书中，随机挑选 85 只小鼠给予 60%脂肪供能高脂饲料喂养 12 周后，记录小鼠体重，挑选体重最大的 48 只小鼠作为肥胖建模成功的研究对象。结果显示，与正常饮食小鼠比较，12 周高脂饮食诱导小鼠体形增大，体重增加了 36.99%(28.98g±0.31g vs. 39.70g±0.33g，$P<0.0001$)，Lee's 指数和脂肪含量均显著增加（$P<0.0001$），见图 3-2。

以上结果表明，本书中 12 周高脂饮食诱导肥胖小鼠模型建立成功。

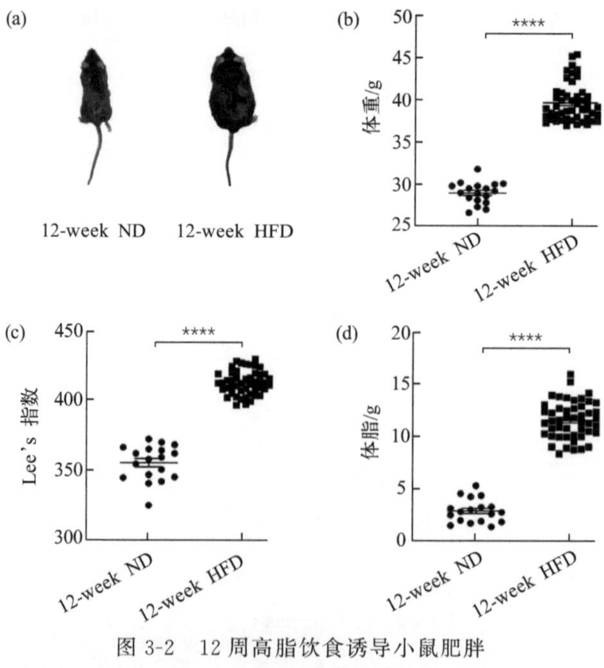

图 3-2　12 周高脂饮食诱导小鼠肥胖

(a) 12 周正常饮食和高脂饮食小鼠体型代表性图像；(b)～(d) 小鼠体重、Lee's 指数和体脂含量

数据以均数±标准误表示，**** $P<0.0001$

3.2.2 高脂饮食诱导的肥胖小鼠心肌发生病理性重塑

超声心动图是判断心功能的金标准。本书中采用超声心动图检测小鼠的心脏功能指标。结果显示，与正常饮食小鼠比较，12 周高脂饮食导致小鼠 LVIDs、LVIDd、LV mass 显著升高（$P<0.01$，$P<0.001$），左心室 FS 和 EF 显著降低（$P<0.01$）（表 3-7）。表明，12 周高脂饮食诱导小鼠心功能损伤。

表 3-7 小鼠心动超声图功能参数

指标	12 周正常饮食组	12 周高脂饮食组
LVIDs/mm	1.42±0.09	2.08±0.14***
LVIDd/mm	2.89±0.08	3.22±0.11***
FS/%	48.36±0.97	42.18±1.35**
EF/%	80.62±1.02	74.17±1.24**
LV mass/mg	69.36±2.18	82.24±3.63**

注：LVIDs：左心室收缩期末径；LVIDd：左心室舒张期末径；FS：左心室短轴缩短率；EF：左心室射血分数；LV mass：左心室质量。

数据以均数±标准误表示。与 12 周正常饮食组比较，** $P<0.01$，*** $P<0.001$。

分别从 12-week ND 组和 12-week HFD 组随机挑选 3 只小鼠进行心肌形态学检测。H&E 染色结果显示，12 周高脂饮食诱导小鼠心肌结构异常，细胞坏死，炎症细胞浸润［图 3-3，(a)］。Masson 染色显示，心肌细胞呈红色，胶原纤维呈蓝色，与正常饮食小鼠比较，12 周高脂饮食导致小鼠心肌间质纤维化显著增加（$P<0.01$）［图 3-3，(b)～(c)］。油红 O 染色显示，心肌细胞核呈蓝色，脂滴呈橘红色，12 周高脂饮食导致小鼠心肌脂滴面积显著增加（$P<0.001$）［图 3-3，(d)、(e)］。表明，12 周高脂饮食导致小鼠心肌结构异常，诱导心肌脂质沉积和纤维化的发生。

上述结果从心脏功能和结构两方面表明，12 周高脂饮食导致小鼠心肌结构和功能损伤，诱导心肌发生病理性重塑。

3.2.3 MICT 和 HIIT 显著改善肥胖小鼠体重和血脂代谢紊乱

在 12 周高脂饮食后，对肥胖小鼠进行了 MICT 和 HIIT 干预，包括 1 周的适应性训练和 8 周的正式运动。结果显示，与 ND 组比较，HFD 组小鼠体型增大，体重和脂肪含量均显著增加（$P<0.0001$）；8 周 MICT 和 HIIT 干预均可显著降低

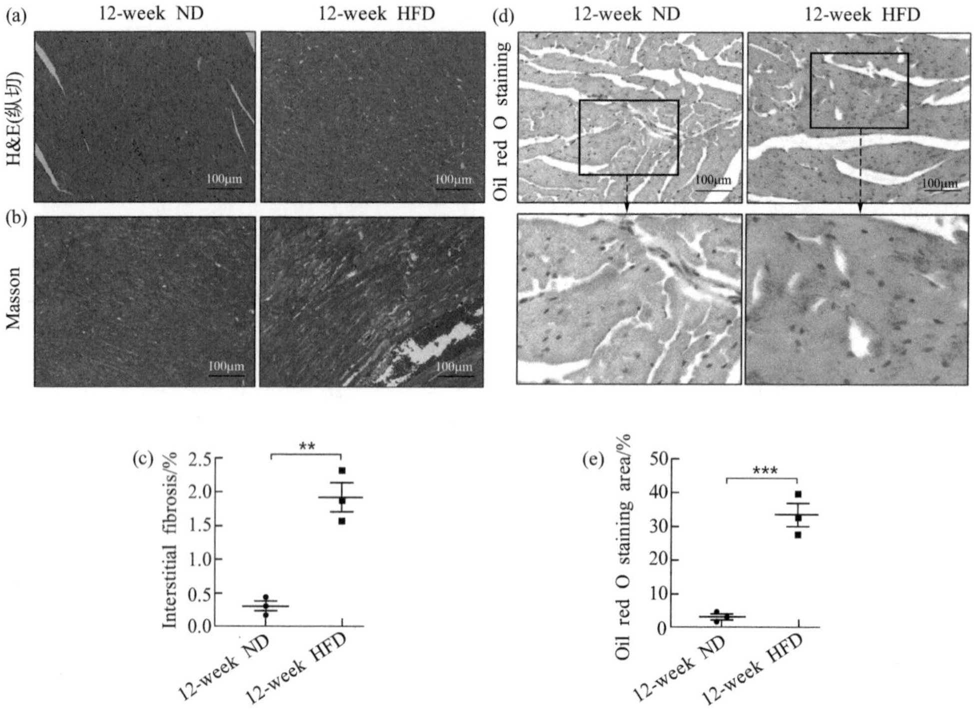

图 3-3　高脂饮食诱导的肥胖小鼠心肌发生病理性重塑

(a) 12 周正常饮食和高脂饮食后小鼠心肌 H&E 染色（纵切）代表性图像，
比例尺：50μm；(b)～(c) Masson 染色代表性图像及其定量分析，
比例尺：50μm；(d)～(e) 油红 O 染色代表性图像及其定量分析，
比例尺：50μm，下图是上图黑框的局部放大图
数据以均数±标准误表示，** $P<0.01$，*** $P<0.001$

肥胖小鼠的体重和脂肪含量（$P<0.0001$）；此外，HFD-HIIT 组小鼠脂肪含量显著低于 HFD-MICT 组（$P<0.001$）[图 3-4，(a)～(c)]。表明，8 周 MICT 和 HIIT 干预可以显著降低肥胖小鼠体重和脂肪含量。

血清检测结果显示，与 ND 组比较，HFD 组小鼠血糖、血清 LDL、TG、TC 和 FFA 含量显著增加（$P<0.05$，$P<0.01$，$P<0.0001$）；8 周 MICT 和 HIIT 干预均可显著降低肥胖小鼠血糖、血清 LDL、TG、TC 和 FFA 含量（$P<0.05$，$P<0.01$，$P<0.001$，$P<0.0001$）；此外，HFD-HIIT 组小鼠血糖显著低于 HFD-MICT 组（$P<0.01$）[图 3-4，(d)～(h)]。表明，8 周 MICT 和 HIIT 干预可以显著改善肥胖小鼠血脂代谢紊乱，HIIT 降低小鼠脂肪含量和空腹血糖的效果优于 MICT。

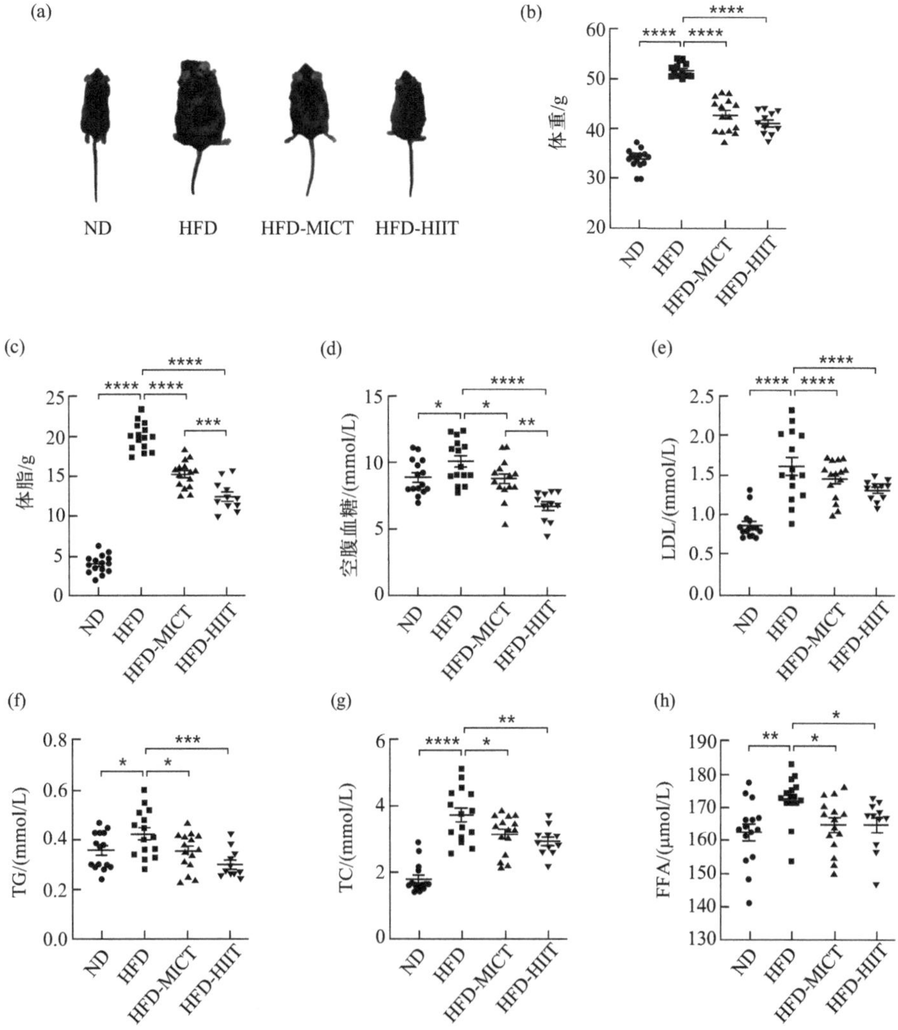

图 3-4 MICT 和 HIIT 显著改善肥胖小鼠体重和血脂代谢紊乱

(a) 小鼠体形代表性图像；(b)～(h) 小鼠体重、脂肪、

空腹血糖、血清 LDL、TG、TC 和 FFA 含量统计结果

数据以均数±标准误表示，* $P<0.05$，** $P<0.01$，*** $P<0.001$，**** $P<0.0001$

3.2.4 MICT 和 HIIT 显著改善肥胖小鼠心功能

超声心动图结果显示，与 ND 组比较，HFD 组小鼠 LVIDs 和 LVIDd 显著增加（$P<0.001$，$P<0.0001$），FS 和 EF 显著降低（$P<0.0001$）；8 周 MICT 和 HIIT 干预可显著降低肥胖小鼠 LVIDs 和 LVIDd（$P<0.05$，$P<0.01$），增加 FS

和 EF($P<0.01$，$P<0.0001$）[图 3-5，(a)～(e)]。各组小鼠心率无显著性差异[图 3-5，(f)]。

上述结果表明，8 周 MICT 和 HIIT 干预可以显著改善肥胖小鼠心功能损伤。

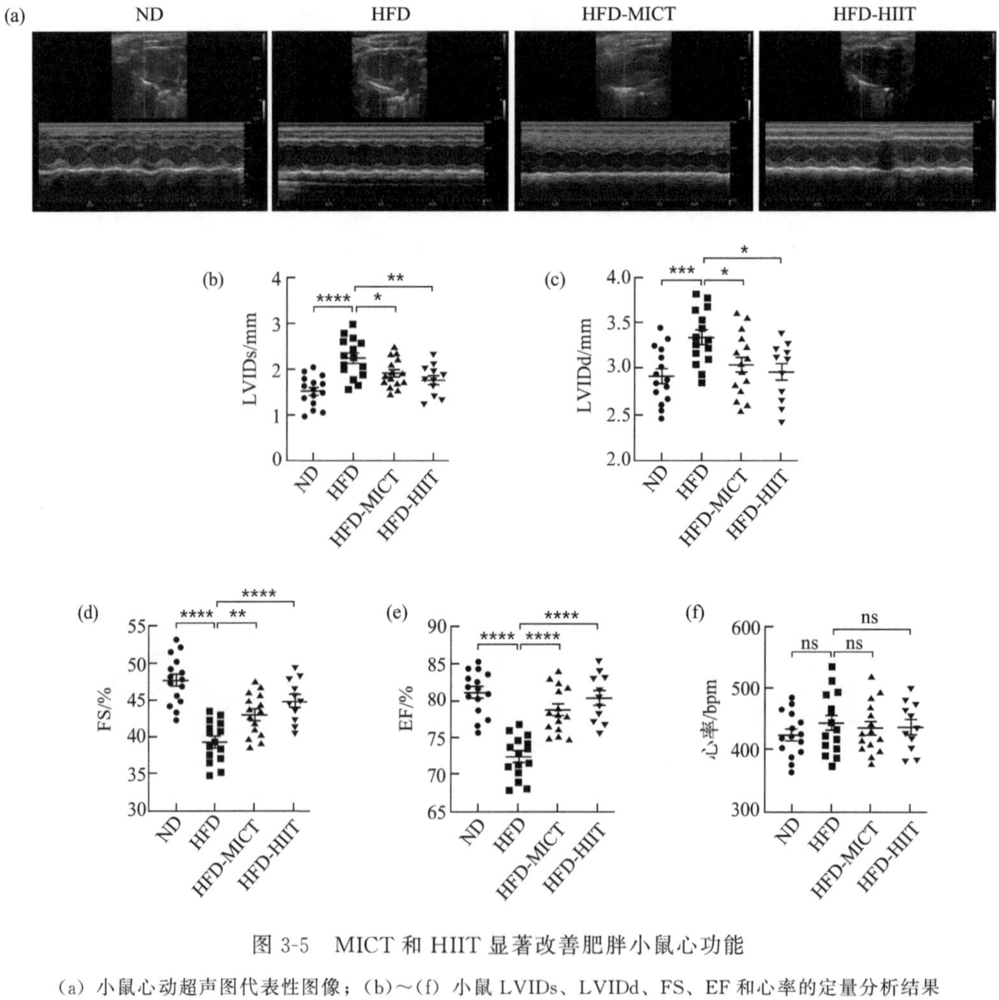

图 3-5　MICT 和 HIIT 显著改善肥胖小鼠心功能

(a) 小鼠心动超声图代表性图像；(b)～(f) 小鼠 LVIDs、LVIDd、FS、EF 和心率的定量分析结果

数据以均数±标准误表示，$^{*}P<0.05$，$^{**}P<0.01$，$^{***}P<0.001$，$^{****}P<0.0001$；

ns，无显著性差异

3.2.5　MICT 和 HIIT 显著改善肥胖小鼠心肌肥大

结果显示，与 ND 组比较，HFD 组小鼠心肌表型增大，心脏重量及心脏重量/体重的比值均显著增加（$P<0.0001$）；8 周 MICT 和 HIIT 干预均可显著降低肥胖小鼠的心脏重量及心脏重量/体重的比值（$P<0.01$，$P<0.0001$）[图 3-6，(a)～(c)]。

H&E 染色和 WGA 染色显示，与 ND 组比较，HFD 组小鼠心室横截面增大、心肌细胞横截面积显著增加（$P<0.001$）；8 周 MICT 和 HIIT 干预可显著降低肥胖小鼠心肌细胞横截面积（$P<0.05$）[图 3-6，(d)～(f)]。超声心动图显示，与 ND 组比较，HFD 组小鼠左心室质量增加（$P<0.01$）；8 周 MICT 和 HIIT 干预可显著降低肥胖小鼠左心室质量（$P<0.05$）[图 3-6，(g)]。

RT-qPCR 结果显示，与 ND 组比较，HFD 组小鼠心肌肥大转录因子 ANP、BNP 和 β-MHC 的基因表达显著增加（$P<0.0001$）；8 周 MICT 和 HIIT 干预可显著降低肥胖小鼠心肌 ANP、BNP 和 β-MHC 的基因表达（$P<0.0001$）[图 3-6，(h)～(j)]。

以上结果表明，8 周 MICT 和 HIIT 干预可以显著改善肥胖小鼠心肌肥大。

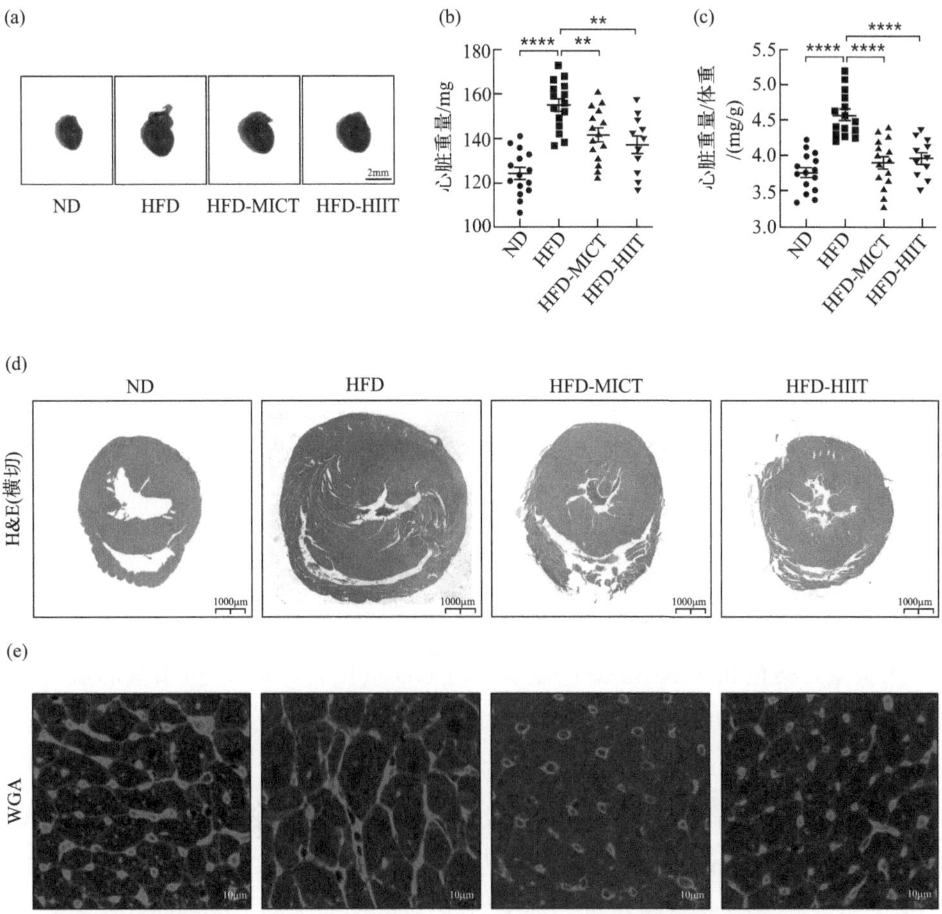

图 3-6

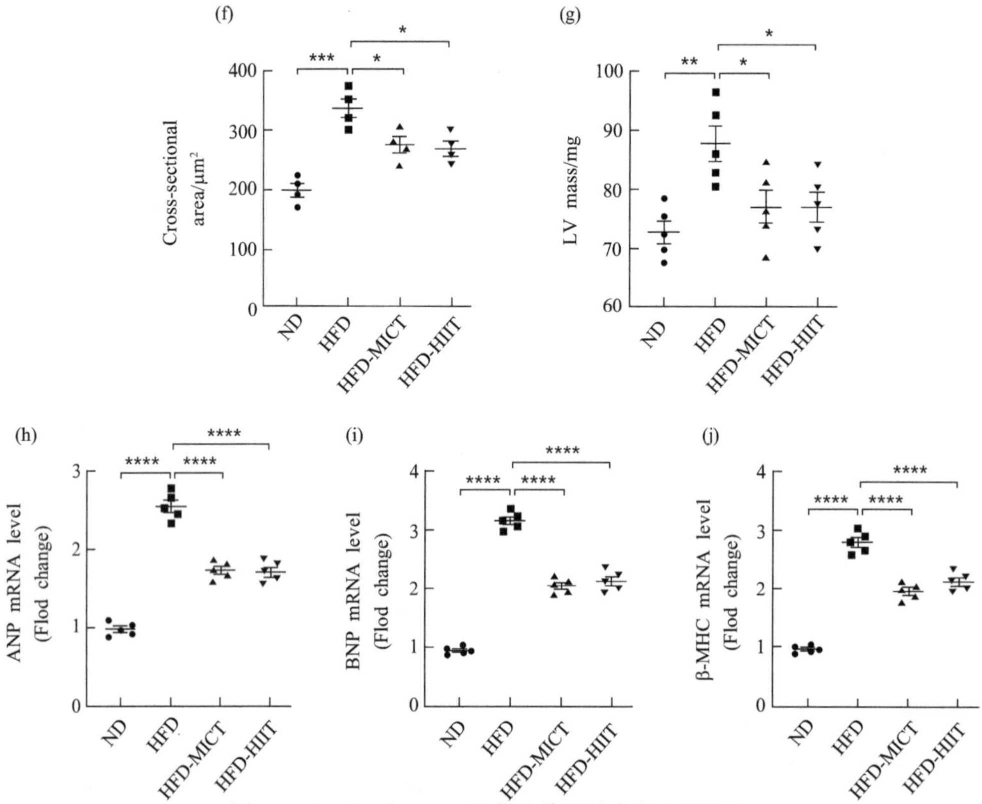

图 3-6 MICT 和 HIIT 显著改善肥胖小鼠心肌肥大

(a) 小鼠心脏形态的代表性图像，比例尺：2mm；(b)、(c) 小鼠心脏重量和心脏重量/体重比值统计结果；(d) H&E 染色（横切）代表性图像，比例尺：1000μm；(e)、(f) WGA 染色代表性图像及其定量分析，比例尺：10μm；(g) 小鼠左心室质量统计结果；(h)～(j) 通过 RT-qPCR 检测小鼠心肌 ANP、BNP 和 β-MHC 的基因表达

数据以均数±标准误表示，* $P<0.05$，** $P<0.01$，*** $P<0.001$，**** $P<0.0001$

3.2.6 MICT 和 HIIT 显著改善肥胖小鼠心肌纤维化

天狼星红染色和 Masson 染色显示，与 ND 组比较，HFD 组小鼠心肌间质纤维化显著增加（$P<0.001$）；8 周 MICT 和 HIIT 干预可显著降低肥胖小鼠心肌间质纤维化（$P<0.01$）[图 3-7，(a)～(c)]。

RT-qPCR 结果显示，与 ND 组比较，HFD 组小鼠促心肌纤维化标志物 CTGF、Collagen1 和 Collagen3 的基因表达显著增加（$P<0.0001$）；8 周 MICT 和 HIIT 干预可显著降低肥胖小鼠心肌 CTGF、Collagen1 和 Collagen3 的基因表达（$P<0.0001$）[图 3-7，(d)～(f)]。

以上结果表明，8 周 MICT 和 HIIT 干预可以显著改善肥胖小鼠心肌纤维化。

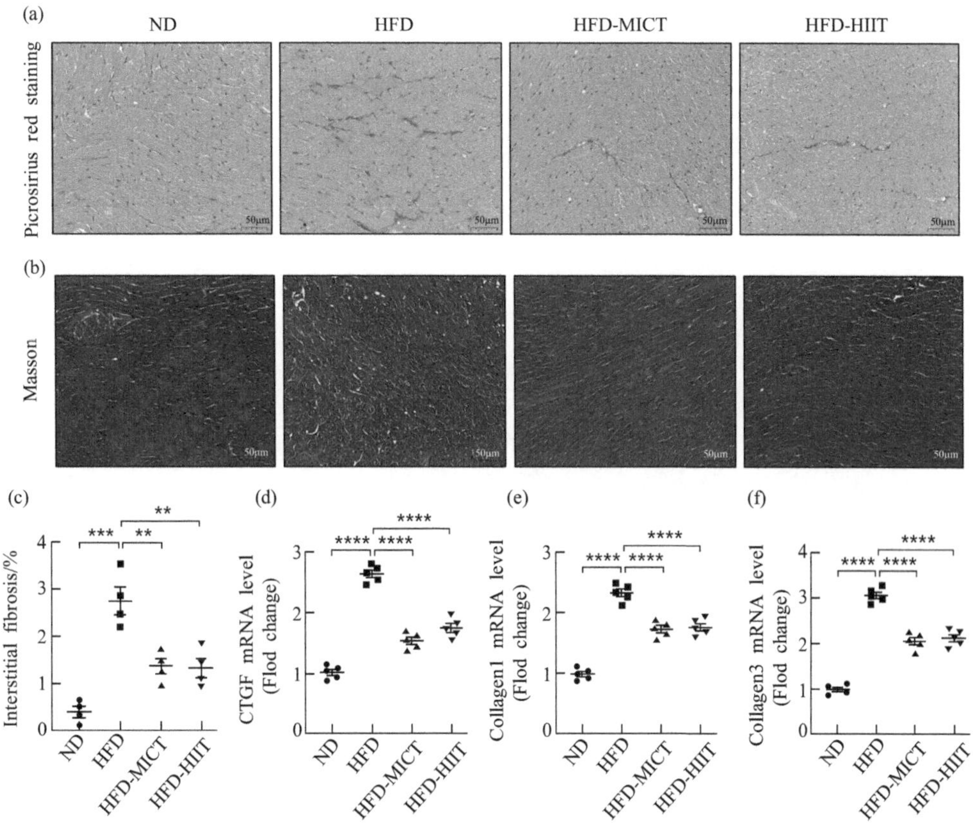

图 3-7　MICT 和 HIIT 显著改善肥胖小鼠心肌纤维化

（a）小鼠心脏天狼星红染色代表性图像，比例尺：50μm；

（b）、（c）小鼠心脏 Masson 染色代表性图像及其定量分析，比例尺：50μm；

（d）～（f）通过 RT-qPCR 检测小鼠心肌 CTGF、Collagen1 和 Collagen3 的基因表达

数据以均数±标准误表示，** $P<0.01$，*** $P<0.001$，**** $P<0.0001$

3.2.7　MICT 和 HIIT 显著改善肥胖小鼠心肌脂毒性

油红 O 染色和透射电镜显示，与 ND 组比较，HFD 组小鼠心肌脂滴面积和数量显著增加（$P<0.01$，$P<0.001$）；8 周 MICT 和 HIIT 干预可显著降低肥胖小鼠心肌脂滴面积和数量（$P<0.05$，$P<0.01$，$P<0.001$）；此外，HFD-HIIT 组小鼠心肌脂滴面积和数量显著低于 HFD-MICT 组（$P<0.05$）[图 3-8，(a)～(d)]。

试剂盒结果显示，与 ND 组比较，HFD 组小鼠心肌 TG 含量显著增加（$P<0.0001$）；8 周 MICT 和 HIIT 干预显著降低肥胖小鼠心肌 TG 含量（$P<0.01$，$P<0.0001$）；此外，HFD-HIIT 组小鼠心肌 TG 含量显著低于 HFD-MICT 组（$P<0.05$）[图 3-8，(e)]。

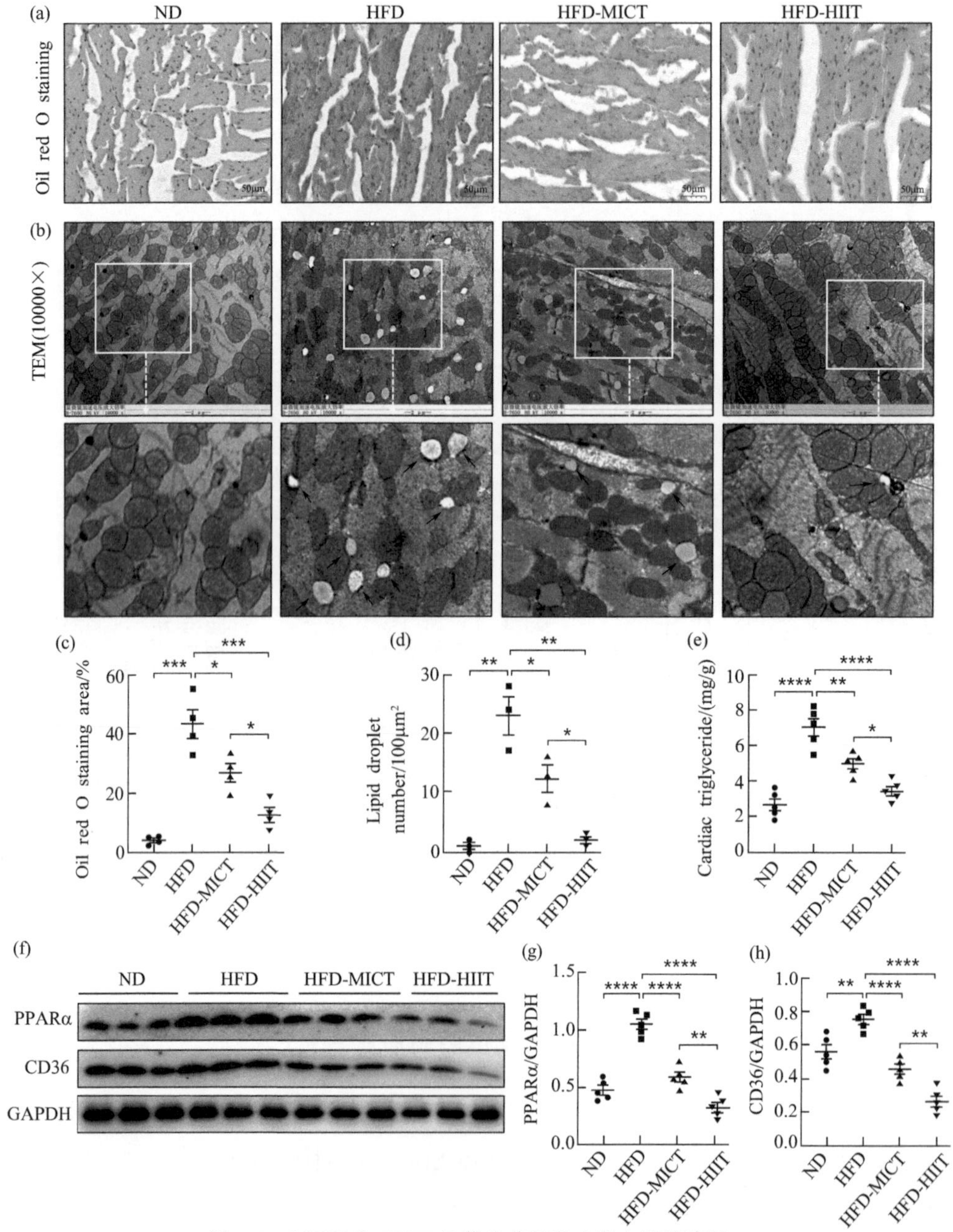

图 3-8 MICT 和 HIIT 显著改善肥胖小鼠心肌脂毒性

(a)、(c) 小鼠心脏油红 O 染色代表性图像及其定量分析，比例尺：50μm；

(b)、(d) 心脏透射电镜代表性图像（10000×）及脂滴定量分析结果，比例尺：2μm，

下图是上图白框的局部放大图，黑色箭头指示为脂滴；(e) 心肌 TG 含量统计结果；

(f)～(h) 通过 Western blot 检测小鼠心肌 PPARα 和 CD36 的蛋白表达

数据以均数±标准误表示，* $P<0.05$，** $P<0.01$，*** $P<0.001$，**** $P<0.0001$

Western blot 结果显示，与 ND 组比较，HFD 组小鼠心肌 PPARα 和 CD36 蛋白表达显著增加（$P<0.01$，$P<0.0001$）；8 周 MICT 和 HIIT 干预显著降低肥胖小鼠心肌 PPARα 和 CD36 蛋白表达（$P<0.0001$）；此外，HFD-HIIT 组小鼠心肌 PPARα 和 CD36 蛋白表达显著低于 HFD-MICT 组（$P<0.01$）[图 3-8，(f)～(h)]。

以上结果表明，8 周 MICT 和 HIIT 干预均可以显著抑制肥胖小鼠心肌脂质沉积，改善心肌脂毒性，且 HIIT 的效果更好。

3.2.8 MICT 和 HIIT 显著降低肥胖小鼠心肌氧化应激，提高抗氧化能力

DHE 可以与细胞内的超氧阴离子型 ROS 发生反应，其氧化产物氧化乙啶可渗入染色体的 DNA 中，产生红色荧光。因此，可以根据红色荧光强度检测组织细胞 ROS 水平。DHE 染色显示，与 ND 组比较，HFD 组小鼠心肌 ROS 水平显著增加（$P<0.0001$）；8 周 MICT 和 HIIT 干预显著降低肥胖小鼠心肌 ROS 水平（$P<0.001$）[图 3-9，(a)、(b)]。

生化试剂盒结果显示，与 ND 组比较，HFD 组小鼠心肌脂质过氧化产物 MDA 含量显著增加（$P<0.0001$），抗氧化酶 T-SOD 和 GSH-Px 活性显著降低（$P<0.001$，$P<0.0001$）；8 周 MICT 和 HIIT 干预显著降低肥胖小鼠心肌 MDA 含量（$P<0.001$），上调 T-SOD 和 GSH-Px 活性（$P<0.01$，$P<0.001$）[图 3-9，(c)～(e)]。

Western blot 结果显示，与 ND 组比较，HFD 组小鼠心肌细胞核 Nrf2 蛋白表达显著降低（$P<0.0001$），胞浆 Nrf2 蛋白表达显著增加（$P<0.01$）；8 周 MICT 和 HIIT 干预显著上调肥胖小鼠心肌细胞核 Nrf2 蛋白表达（$P<0.01$，$P<0.0001$），下调胞浆 Nrf2 蛋白表达（$P<0.01$，$P<0.0001$）。此外，HFD-MICT 组小鼠心肌细胞核 Nrf2 蛋白表达显著高于 HFD-HIIT 组（$P<0.05$），胞浆 Nrf2 蛋白表达显著低于 HFD-HIIT 组（$P<0.001$）[图 3-9，(f)、(h)、(i)]。上述结果表明，运动可以介导 Nrf2 核异位，引起 Nrf2 活化，且 MICT 的效果优于 HIIT。

与 ND 组比较，HFD 组小鼠心肌 Keap1 蛋白表达显著增加（$P<0.0001$），Nrf2 下游抗氧化蛋白 HO-1 和 NQO-1 表达显著降低（$P<0.0001$）；8 周 MICT 和 HIIT 干预显著下调肥胖小鼠心肌 Keap1 蛋白表达（$P<0.0001$），上调 HO-1 和 NQO-1 蛋白表达（$P<0.05$，$P<0.001$，$P<0.0001$）；此外，HFD-MICT 组小鼠心肌 HO-1 蛋白表达显著高于 HFD-HIIT 组（$P<0.05$）[图 3-9，(f)、(g)、(j)、(k)]。

以上结果表明，8 周 MICT 和 HIIT 干预可以显著改善肥胖小鼠心肌氧化应激损伤，提高抗氧化能力，且 MICT 诱导 Nrf2 核异位和上调 HO-1 蛋白表达的效果优于 HIIT。

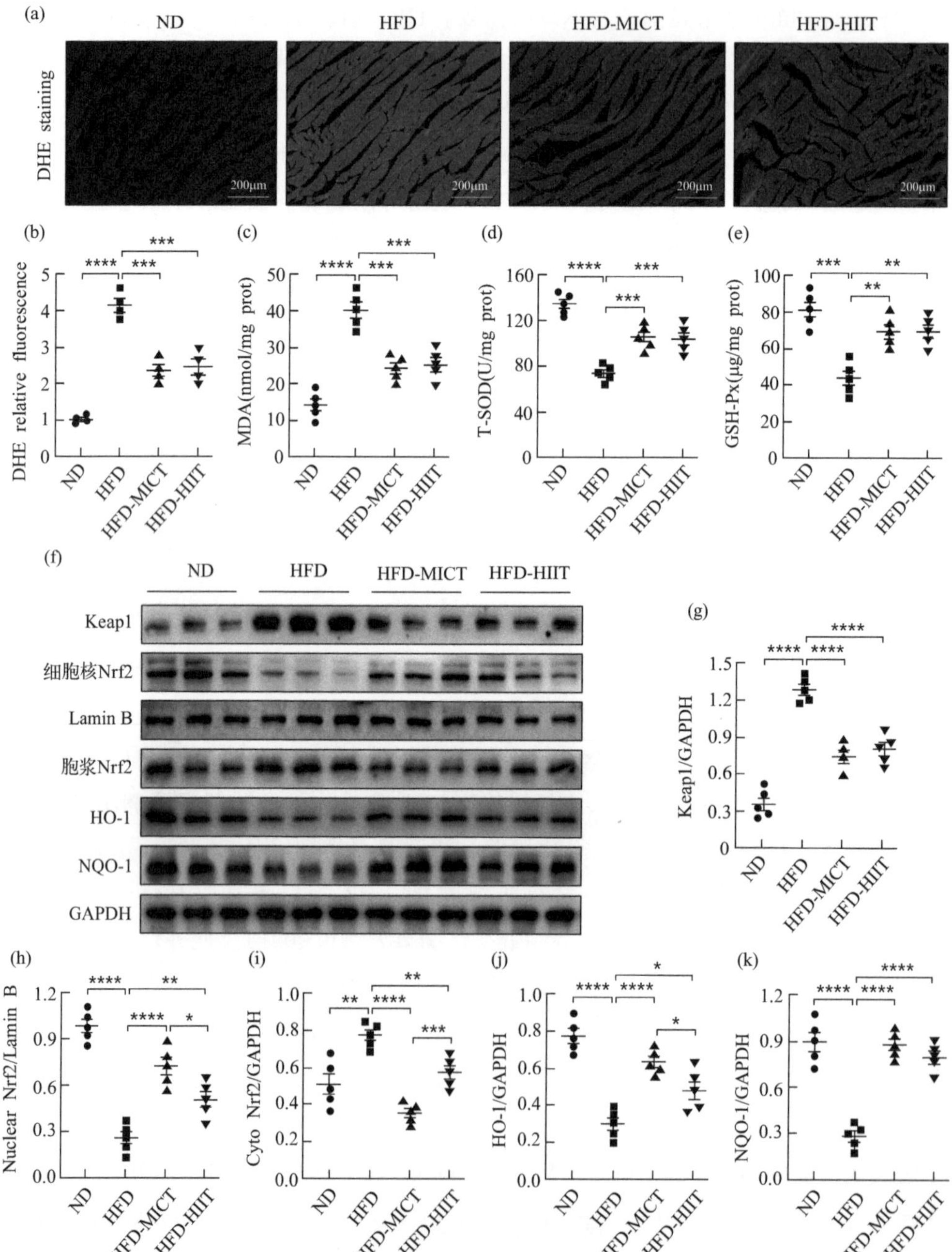

图 3-9 MICT 和 HIIT 显著降低肥胖小鼠心肌氧化应激，提高抗氧化能力

(a)、(b) 小鼠心脏 DHE 染色代表性图像及其定量分析，比例尺：200μm；

(c)～(e) 心肌 MDA 含量、T-SOD 和 GSH-Px 活性统计结果；

(f)～(k) 通过 Western blot 检测小鼠心肌 Keap1、HO-1、NQO-1、细胞核和胞浆 Nrf2 的蛋白表达

数据以均数±标准误表示，* $P<0.05$，** $P<0.01$，*** $P<0.001$，**** $P<0.0001$

3.2.9 MICT 和 HIIT 显著降低肥胖小鼠心肌组织细胞凋亡

心脏脂质沉积和 ROS 爆发会诱导心肌细胞凋亡。TUNEL 阳性颗粒位于细胞核位置，为凋亡细胞的标记物，呈绿色荧光；DAPI 为细胞核标记物，呈蓝色荧光。TUNEL 染色显示，与 ND 组比较，HFD 组小鼠心肌组织 TUNEL 阳性凋亡细胞数量显著增加（$P<0.001$）；8 周 MICT 和 HIIT 干预显著降低肥胖小鼠心肌组织 TUNEL 阳性凋亡细胞数量（$P<0.01$）[图 3-10，(a)、(b)]。

Western blot 结果显示，与 ND 组比较，HFD 组小鼠心肌 Bax/Bcl-2 比值和 Cleaved Caspase-3 蛋白表达显著增加（$P<0.0001$）；8 周 MICT 和 HIIT 干预显著降低肥胖小鼠心肌 Bax/Bcl-2 比值和 Cleaved Caspase-3 蛋白表达（$P<0.0001$）[图 3-10，(c)～(e)]。

以上结果表明，8 周 MICT 和 HIIT 干预可以显著降低肥胖小鼠心肌组织细胞凋亡。

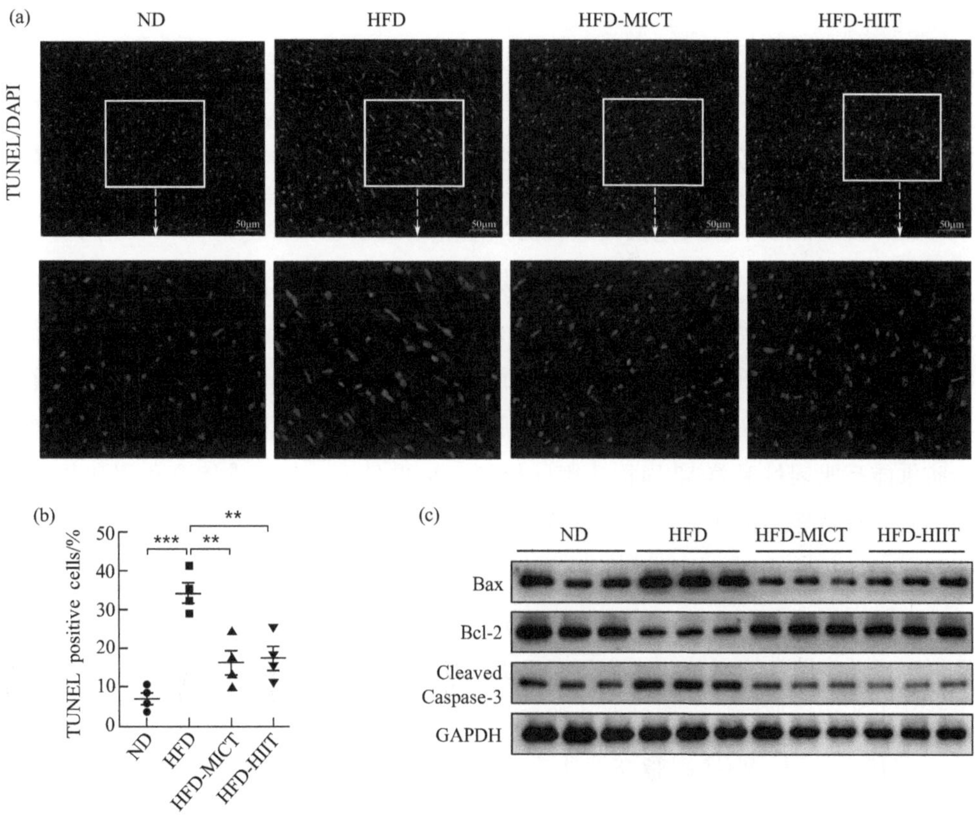

图 3-10

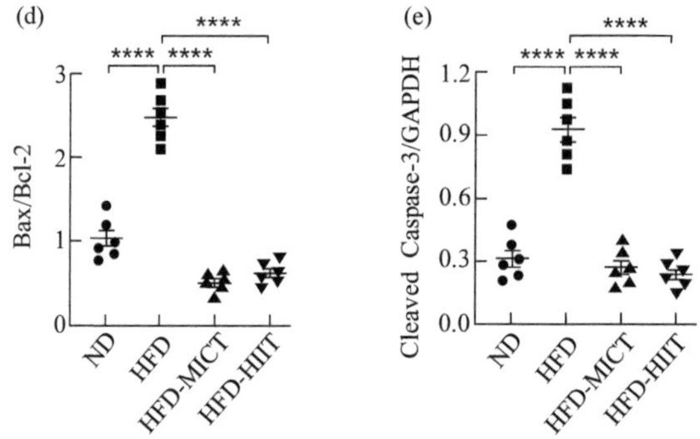

图 3-10 MICT 和 HIIT 显著降低肥胖小鼠心肌组织细胞凋亡

(a)、(b) 小鼠心脏 TUNEL 染色代表性图像及其定量分析，比例尺：50μm，

下图是上图白框的局部放大图，绿色荧光为阳性凋亡细胞；

(c)～(e) 通过 Western blot 检测小鼠心肌 Bax、Bcl-2 和 Cleaved Caspase-3 的蛋白表达

数据以均数±标准误表示，** $P<0.01$，*** $P<0.001$，**** $P<0.0001$

3.3 讨论与分析

3.3.1 12 周高脂饮食诱导小鼠肥胖性心肌重塑

肥胖发生的根本原因是摄入过多的热量和消耗过少的热量之间的长期不平衡。长期高热量的饮食摄入导致脂肪堆积，是肥胖发生的主要危险因素。饮食诱导的肥胖模型更接近肥胖患者体重逐渐增加的过程，因此被广泛应用。该模型通常是用 60％脂肪的高脂饲料喂养动物，早期即可出现明显的体重增加，16～20 周体重达峰，表现为肥胖、高血糖、高血脂和高胰岛素血症等。在本书中，给予小鼠 60％脂肪供能高脂饲料喂养 12 周构建肥胖模型。结果显示，与正常饮食小鼠比较，12 周高脂饮食诱导小鼠体型增大，体重、Lee's 指数和脂肪含量均显著增加，表明高脂饮食诱导的肥胖模型构建成功。

肥胖患者中过量的 FFA 和 TG 会促进肝脏、骨骼肌和心脏等组织器官异位脂质沉积，诱发胰岛素抵抗、高血压、T2D、动脉粥样硬化和心血管疾病。心脏作为脂肪的主要攻击器官，在肥胖时心肌脂代谢紊乱，诱导心脏结构和功能损伤。Carbone 等研究表明，小鼠高脂高糖饮食 4 周后，体重有升高趋势但无统计学差异，但 EF 显著降低；继续高脂高糖喂养 8 周后，体重显著增加，EF 进一步下降，提示短期高脂高糖饮食即可诱导心肌收缩功能受损。Ternacle 等研究发现，与正常饮

食小鼠比较，5 周的高脂饮食（60％脂肪）喂养即可导致小鼠体重显著增加和葡萄糖耐量受损，虽然 EF 有降低趋势、无统计学差异，但左心室内压最大上升速率（dP/dt_{max}）和下降速率（dP/dt_{min}）显著降低，诱导心肌细胞肥大，心肌纤维化、炎症、氧化应激和细胞凋亡显著增加，提示高脂饮食小鼠早期即可出现左心室功能障碍和病理性重塑。Kesherwani 等对雌性小鼠进行 8 周的 46.1％脂肪饲料喂养，结果显示，小鼠体重和血糖明显升高，诱发肥胖表型，心脏组织 TNF-α 表达增加，心肌纤维化增加，FS 和 EF 下降。Ge 等研究发现，16 周高脂饮食喂养导致小鼠体重显著增加，血脂代谢紊乱，心脏重量和脂肪含量增加，心肌细胞肥大，心脏脂质沉积，FS 和 EF 降低。以上研究说明，短期高脂饮食即可诱导心肌发生病理性重塑，而中长期高脂饮食则可进一步导致心肌结构损伤和功能紊乱。

本书中不是以体重增加 20％作为肥胖建模成功的标准，而是从 85 只高脂饲养 12 周的小鼠中挑选体重最大的 48 只作为肥胖建模成功的研究对象。该方法使模型组体重增加更多，更易诱导代谢紊乱和心肌损伤。因此，即使高脂饮食周期为 12 周，本书的肥胖小鼠也表现出 LVIDs、LVIDd、左心室质量增加，FS 和 EF 降低。组织病理学染色进一步显示，肥胖小鼠心肌组织结构异常，细胞坏死，炎症细胞浸润，心脏脂质沉积和纤维化加重。因此，本书从心脏功能和结构两方面表明，12 周高脂饮食导致肥胖小鼠心肌结构损伤和功能紊乱，心肌发生病理性重塑。

3.3.2 MICT 和 HIIT 对肥胖小鼠体重和血脂代谢的影响

众所周知，适宜运动可以减轻肥胖患者体重，降低体脂含量，改善机体代谢和血脂异常。Su 等的 Meta 分析显示，MICT 和 HIIT 在降低肥胖患者体重、BMI、体脂百分比和 TC 等方面没有差异，但只有 HIIT 可以降低血清 LDL 水平。Wood 等发现，HIIT 在改善血脂代谢方面并不优于 MICT。在动物实验方面，Yuan 等对肥胖大鼠进行 8 周 MICT 和 HIIT 干预后发现，两种干预方式均显著降低大鼠体重和血清 TC，但只有 MICT 可以降低血清 TG 和高密度脂蛋白（high-density lipoprotein，HDL）水平。Tolouei 等研究表明，12 周 MICT 和 HIIT 干预后，肥胖大鼠体重显著减轻，血清 TG 和 LDL 水平降低，HDL 水平升高，且两种干预方式没有差异。Wang 等研究发现，8 周 MICT 和 HIIT 均能显著降低肥胖小鼠体重和脂肪含量，且 HIIT 诱导的降低比 MICT 更显著，然而只有 HIIT 显著下调了血清 TC 和 LDL 水平。以上研究结果的差异，可能是采用的运动方案或造模不同导致的。

本研究发现，8 周 MICT 和 HIIT 干预可以显著减轻肥胖小鼠体重和脂肪含量，降低血糖、血清 LDL、TG、TC 和 FFA 含量，表明 MICT 和 HIIT 均可以改善肥胖小鼠血脂代谢紊乱。

3.3.3 MICT 和 HIIT 对肥胖小鼠心功能的影响

运动是预防和治疗代谢性心脏疾病的重要手段。适宜运动能够提高心肌收缩力，增加心输出量，改善微循环，提高心肺耐力，改善心脏收缩和舒张功能。Obert 等对 28 名肥胖青少年进行 9 个月的有氧运动干预后发现，受试者左心室二尖瓣环舒张早期峰值速度和收缩期峰值流速显著升高，左心室重构得到明显改善。为期 3 个月的力量耐力训练，可以显著提高超重肥胖男性左心室 EF 和左心室舒张末径，改善收缩功能障碍。然而，Millen 等对 32 名肥胖患者进行 6 周的短期有氧运动干预后发现，尽管运动提高了受试者的心肺适应性，但无法有效改善肥胖导致的左心室舒张功能下降。推测，运动干预时间可能是改善心功能的重要因素。

动物实验发现，8 周游泳训练可以显著提高肥胖雌性小鼠 EF 和 FS，改善心功能损伤。Hafstad 等研究表明，8 周 MICT 和 HIIT 均可显著上调肥胖小鼠心肌 dP/dt_{max} 和 dP/dt_{min}，提高心脏舒张和收缩功能。吴卫东比较了 12 周 MICT 和 HIIT 对肥胖大鼠心功能的影响，结果表明 MICT 显著提高肥胖大鼠心脏 FS，但对 EF 无显著影响，而 HIIT 可显著提高肥胖大鼠 EF 和 FS，且 FS 的增加比 MICT 更多。研究结果的差异可能是动物模型、运动方式和周期不同造成的。本书结果显示，8 周 MICT 和 HIIT 干预可显著降低肥胖小鼠 LVIDs 和 LVIDd，增加 FS 和 EF，表明 MICT 和 HIIT 可以改善肥胖诱导的心功能损伤。

3.3.4 MICT 和 HIIT 对肥胖小鼠心肌肥大的影响

心肌肥大分为生理性肥大和病理性肥大。病理性心肌肥大作为一种代偿和适应性反应，在长期病理应激下，会导致心肌细胞丢失和胶原纤维沉积，损害心功能。临床研究和动物实验表明，肥胖可以诱导病理性心肌肥大，主要表现为心脏重量和左心室质量增加，左心室舒张末内径增大，左心室壁厚度增厚。

运动可以有效改善高血压、糖尿病、肥胖和心肌肥厚等诱导的病理性心肌肥大。Hinderliter 等对 82 名肥胖患者进行 6 个月的有氧运动干预，超声心动图显示，运动干预显著降低左心室壁厚度，减轻左心室心肌肥大。动物实验研究表明，8 周有氧跑台运动显著降低横主动脉收缩（TAC）小鼠心脏重量/体重比值以及心肌细胞横截面积，抑制心肌肥大转录因子 ANP、BNP 和 β-MHC 的基因表达，进而改善压力超负荷诱导的心肌肥大。Nogueira 等研究发现，8 周游泳训练显著降低肥胖小鼠心肌细胞横截面积，改善心肌肥大。10 周游泳训练还可以显著下调肥胖大鼠心肌 β-MHC 蛋白表达，进而抑制心肌肥大。Li 等也进一步证实，8 周游泳运动显著降低肥胖小鼠心脏重量和心肌细胞横截面积，抑制心肌 ANP、β-MHC 的基因表达和蛋白表达，改善肥胖小鼠心肌肥大。De 等研究表明，12 周 HIIT 干预显著降低高脂或高糖饮食小鼠左心室质量和左心室厚度。

本书结果同样证实，8 周 MICT 和 HIIT 干预显著降低肥胖小鼠的心脏重量、心脏重量/体重比值、左心室质量、心肌细胞横截面积，以及心肌肥大转录因子 ANP、BNP 和 β-MHC 的基因表达，表明 MICT 和 HIIT 可以改善肥胖小鼠心肌肥大。

3.3.5 MICT 和 HIIT 对肥胖小鼠心肌纤维化的影响

肥胖患者心肌成纤维细胞增殖，生成胶原结缔组织，诱导心肌细胞间质胶原沉积，发生心肌纤维化，损害心功能。适宜运动可以改善心梗、肥胖、糖尿病和衰老导致的心肌纤维化。Silveira 等对肥胖 Zucker 大鼠进行了 10 周游泳训练后发现，大鼠心肌胶原纤维百分比降低，但 Collagen1 和 Collagen3 的基因表达没有显著性变化。8 周有氧运动显著降低肥胖大鼠心肌 Collagen1 蛋白表达和心肌胶原容积分数，改善心肌纤维化。Chen 等也证实，12 周有氧运动显著降低肥胖大鼠心肌胶原蛋白沉积，下调 TGF-β、Collagen1 和 MMP9 的基因表达和蛋白表达，抑制心肌纤维化。Li 等研究发现，8 周游泳运动显著降低肥胖小鼠心肌胶原纤维百分比，抑制心肌纤维化标志物 Collagen1 和 Collagen3 的基因蛋白表达以及 TGF-β 含量，进而改善心肌纤维化。我们同样发现，8 周 MICT 和 HIIT 干预可显著降低肥胖小鼠心肌间质纤维化，下调促心肌纤维化标志物 CTGF、Collagen1 和 Collagen3 的基因表达，改善心肌病理重塑，表明 MICT 和 HIIT 可以抑制肥胖诱导的心肌纤维化。

3.3.6 MICT 和 HIIT 对肥胖小鼠心肌脂毒性的影响

肥胖发生时，过多的脂肪组织导致心肌脂质沉积，诱导心肌细胞 TG 蓄积，打破心肌脂质合成与分解的动态平衡。异位脂肪沉积导致心肌胰岛素抵抗，心肌细胞葡萄糖利用率降低，FFA 氧化增加。心肌能量代谢异常进一步导致 TG 和神经酰胺等脂毒性代谢副产物大量堆积，引发内质网应激，启动细胞凋亡程序，损害心功能。本书结果证实，长期高脂饮食导致小鼠心肌脂滴面积和数量以及心肌 TG 含量增加，诱导心肌脂毒性的发生。

有文献报道，运动可以抑制肥胖和糖尿病等诱导的心肌脂毒性，改善脂代谢紊乱。高脂饮食喂养的果蝇，心肌 TG 水平增加，脂滴堆积，诱导心肌脂质沉积，耐力训练显著降低 TG 水平，抑制脂质沉积，改善高脂饮食果蝇心肌脂毒性。PPARα 是调节脂肪酸氧化的重要因子，主要表达于骨骼肌、脂肪、肝脏、肾脏和心脏等高氧化能力和能量消耗的组织器官中，通过调节脂肪酸摄取、转运和 β 氧化在脂肪酸代谢中发挥重要作用。PPARα 基因敲除的小鼠心肌脂肪酸摄取和氧化能力显著降低。CD36 作为 PPARα 的下游调节因子，是脂肪酸分解代谢过程中的重要转运蛋白。研究表明，肥胖小鼠心肌 PPARα 和 CD36 蛋白表达增加，8 周有氧联合抗阻运动显著逆转其表达，改善糖脂代谢紊乱。Li 等研究发现，8 周游泳运动显著抑制肥胖小鼠心肌 PPARα 蛋白表达，降低心肌 TG、神经酰胺和二酰基甘油水平，改善心肌脂毒性。吴卫东研究表明，12 周 MICT 和 HIIT 均可通过调节 PPARα 抑制高脂饮食大鼠心肌脂质沉积，改善心肌结构和功能损伤，且 HIIT 的效果更好。本书同样发现，8 周 MICT 和 HIIT 干预可显著降低肥胖小鼠心肌脂滴面积和数量以及心肌 TG 含量，下调肥胖小鼠心肌 PPARα 和 CD36 蛋白表达，改善脂代谢紊乱。本书还发现，HIIT 改善心肌脂毒性的效果优于 MICT，与吴卫东的研究结果一致，推测其原因可能是 HIIT 的运动强度更高，进一步促进脂肪酸分解，提高了心肌代谢底物利用率，其分子机制与 PPARα-CD36 脂代谢信号通路的抑制有关。

3.3.7 MICT 和 HIIT 对肥胖小鼠心肌氧化-抗氧化的影响

肥胖机体氧化应激水平增强，心肌线粒体功能紊乱，诱导 ROS 在心肌局部积累，打破心肌组织氧化-抗氧化系统的动态平衡。有文献报道，16 周高脂饮食后大鼠心肌 Keap1 蛋白表达显著升高，细胞质 Nrf2 及其下游 NQO-1 和 HO-1 蛋白表达显著降低，心肌 MDA、TNF-α 和 IL-β1 活性显著上调。8 周高脂饮食显著增加小鼠心肌线粒体 ROS 含量，降低 MnSOD 和 GSH 活性，而线粒体靶向抗氧化剂显著改善肥胖小鼠心肌氧化应激损伤，提高抗氧化能力。

众所周知，适宜运动可以抑制机体氧化应激和炎症，提高抗氧化酶活性，维护组织器官氧化-抗氧化稳态。研究发现，8 周抗阻运动可显著降低肥胖小鼠心肌 TNF-α、ROS 和 MDA 含量，改善炎症和氧化应激水平。有氧运动显著提高肥胖大鼠心肌 Nrf2、HO-1 和 SOD 蛋白表达，提高抗氧化水平，抑制心肌纤维化。Alexandre 等比较了两种不同运动量方案对肥胖大鼠心肌炎症和氧化应激的影响，结果显示，12 周低运动量（150 分钟/周）和高运动量（300 分钟/周）均显著降低心肌 TNF-α、IL-6、NOX2 和 3-NT 蛋白表达，上调 IL-10 蛋白表达，但只有低运动量可以增加心肌 NQO-1 和 Prdx1 蛋白表达，激活 Nrf2 抗氧化信号通路，抑制 NF-κB 活化。

本书结果显示，8 周 MICT 和 HIIT 干预显著降低肥胖小鼠心肌 ROS 水平和 MDA 含量，上调 T-SOD 和 GSH-Px 活性。另外，8 周 MICT 和 HIIT 干预可显著下调肥胖小鼠心肌 Keap1 和胞浆 Nrf2 蛋白表达，上调细胞核 Nrf2 及其下游抗氧化蛋白 HO-1 和 NQO-1 的表达。我们还发现，MICT 诱导的 Nrf2 核异位及 HO-1 蛋白表达高于 HIIT，推测 Nrf2 核异位可能受到运动强度的调节，较大的运动强度不利于机体抗氧化能力的提高。因此，8 周 MICT 和 HIIT 干预可以显著改善肥胖小鼠心肌氧化应激损伤，提高抗氧化能力，其机制与 Nrf2 介导的抗氧化信号通路激活有关。

3.3.8 MICT 和 HIIT 对肥胖小鼠心肌组织细胞凋亡的影响

心肌细胞约占心脏总质量的 85%，是心脏的主要收缩细胞。由于成年心肌细胞再生能力有限，丢失的终末分化心肌细胞不能通过有效的细胞增殖代替，因此即使心肌细胞凋亡率略有增加，也会对心脏产生毁灭性的后果。细胞凋亡引起的心肌细胞进行性丢失导致心功能不全，是肥胖性心肌重塑的重要病理因素。本实验室研究发现，长期高脂饮食显著上调小鼠心肌 TUNEL 阳性细胞数量、Bax/Bcl-2 比值以及 Cleaved Caspase-3 蛋白表达，诱导心肌组织细胞凋亡。

研究表明，运动可以调节 Caspase 家族细胞凋亡调控因子的表达，抑制心肌凋亡，发挥心脏保护效应。12 周中等强度跑台训练显著下调肥胖大鼠心肌促凋亡蛋白 Fas、Caspase-8、Caspase-9 和 Caspase-3 的表达，降低凋亡指数 Bax/Bcl-2 比值和 TUNEL 阳性凋亡细胞数量，进而抑制心脏 Fas 依赖和线粒体依赖的细胞凋亡途径。Chen 等同样发现，12 周有氧跑台运动显著抑制高脂饮食大鼠心肌 TUNEL 阳性凋亡细胞数量和促凋亡蛋白 Caspase-3 和 Bax 的表达，上调抗凋亡蛋白 Bcl-2 的表达。Peterson 等研究表明，有氧运动可以提高肥胖大鼠心肌抗氧化能力，进而抑制细胞凋亡，但对骨骼肌细胞凋亡没有显著影响。本书也发现，8 周 MICT 和 HIIT 干预显著降低肥胖小鼠心肌 TUNEL 阳性凋亡细胞数量，下调心肌 Bax/Bcl-2 比值和 Cleaved Caspase-3 蛋白表达，抑制心肌组织细胞凋亡。

3.4 本章小结

(1) 12 周高脂饮食后小鼠体型增大，体重、脂肪含量和左心室质量显著增加，

FS 和 EF 显著降低，心脏组织结构紊乱、纤维化和脂滴面积显著增加。这表明，12 周高脂饮食导致小鼠心肌功能和结构损伤，心肌发生病理性重塑。

（2）MICT 和 HIIT 干预均可显著降低肥胖小鼠体重、脂肪含量、血糖、血清 LDL、TG、TC 和 FFA 含量；此外，HFD-HIIT 组小鼠脂肪含量和血糖水平显著低于 HFD-MICT 组。表明 MICT 和 HIIT 可以显著改善肥胖小鼠血脂代谢紊乱，HIIT 降低小鼠脂肪含量和空腹血糖的效果优于 MICT。

（3）MICT 和 HIIT 干预均可显著降低肥胖小鼠 LVIDs 和 LVIDd，增加 FS 和 EF。表明，MICT 和 HIIT 可以显著改善肥胖小鼠心功能损伤。

（4）MICT 和 HIIT 干预均可显著降低肥胖小鼠的心脏重量、心脏重量/体重比值、心肌细胞横截面积、左心室质量以及心肌肥大转录因子 ANP、BNP 和 β-MHC 的基因表达。表明，MICT 和 HIIT 可以显著改善肥胖小鼠心肌肥大。

（5）MICT 和 HIIT 干预均可显著降低肥胖小鼠心肌间质纤维化以及促心肌纤维化标志物 CTGF、Collagen1 和 Collagen3 的基因表达。表明，MICT 和 HIIT 可以显著改善肥胖小鼠心肌纤维化。

（6）MICT 和 HIIT 干预均可显著降低肥胖小鼠心肌脂滴面积和数量、心肌 TG 含量、PPARα 和 CD36 蛋白表达；此外，HFD-HIIT 组小鼠心肌脂滴面积和数量、PPARα 和 CD36 蛋白表达显著低于 HFD-MICT 组。表明，MICT 和 HIIT 干预均可以显著抑制肥胖小鼠心肌脂质沉积，改善心肌脂毒性，且 HIIT 的效果更好。

（7）MICT 和 HIIT 干预显著降低肥胖小鼠心肌 ROS 水平和 MDA 含量，下调心肌 Keap1 和胞浆 Nrf2 蛋白表达，增加 T-SOD 和 GSH-Px 活性以及心肌细胞核 Nrf2 蛋白表达，上调 HO-1 和 NQO-1 蛋白表达；此外，HFD-MICT 组小鼠心肌细胞核 Nrf2 蛋白表达和心肌 HO-1 蛋白表达显著高于 HFD-HIIT 组，心肌胞浆 Nrf2 蛋白表达显著低于 HFD-HIIT 组。表明，MICT 和 HIIT 干预可以显著改善肥胖小鼠心肌氧化应激损伤，提高抗氧化能力，且 MICT 诱导 Nrf2 核异位和上调 HO-1 蛋白表达的效果更佳。

（8）MICT 和 HIIT 干预显著降低肥胖小鼠心肌 TUNEL 阳性凋亡细胞数量、Bax/Bcl-2 比值和 Cleaved Caspase-3 蛋白表达。表明，MICT 和 HIIT 干预可以显著抑制肥胖小鼠心肌组织细胞凋亡。

综上，8 周 MICT 和 HIIT 均可显著改善肥胖小鼠血脂代谢紊乱，减轻心肌肥大，降低心肌纤维化，抑制心肌脂毒性、氧化应激和细胞凋亡，提升心功能，改善心肌病理性重塑。HIIT 改善心肌脂质沉积的效果更好，而 MICT 诱导心肌 Nrf2 核异位和上调 HO-1 蛋白表达的效果更佳。

第4章 运动对高脂饮食诱导的肥胖小鼠心肌m6A甲基化的影响

本书第3章证实，8周MICT和HIIT干预可显著改善肥胖小鼠心功能，减轻心肌肥大，降低心肌纤维化，改善心肌脂毒性，抑制心肌组织氧化应激和细胞凋亡，提高抗氧化能力。然而，运动改善肥胖性心肌重塑的分子生物学机制仍需进一步深入研究。

近年来研究发现，运动可通过调控表观遗传学发挥心血管保护效应。m6A甲基化修饰作为表观遗传学的新兴组成部分，已被证实与缺血性心脏病、心力衰竭、肺动脉高压、动脉粥样硬化和高血压等代谢性心肌病密切相关，并且参与糖脂代谢、氧化应激、细胞凋亡和免疫应答等多个生物学过程。最新研究表明，运动可以通过调节m6A甲基化水平及其调控因子的表达，改善心脏功能和睾丸损伤。然而，m6A甲基化及其调节因子是否参与了高脂饮食诱导的肥胖性心肌重塑的病理生理过程，运动对肥胖小鼠心肌m6A甲基化及其调节因子的影响又是如何呢？目前尚缺乏相关文献报道。

本章将在第3章研究的基础上，研究运动后肥胖小鼠心肌m6A甲基化水平及其调节因子的表达变化，并对小鼠心肌进行m6A MeRIP-seq，筛选运动调节肥胖小鼠心肌m6A甲基化水平的关键因子，阐明m6A甲基化在运动改善高脂饮食诱导的肥胖性心肌重塑中的转录调控作用。本章以m6A甲基化为切入点，进一步补充完善运动促进心血管健康的表观遗传学机制，为运动作为防治肥胖性心肌重塑的手段提供理论依据。

4.1 材料与方法

4.1.1 主要试剂与仪器

主要试剂见表4-1，主要仪器见表4-2，其余主要试剂和仪器同第3章3.1.1。

表 4-1　主要试剂

试剂名称	公司或生产商
RNA-seq Kit	美国 Illumina
m6A RNA 甲基化定量试剂盒	美国 EpiQuik
山羊抗兔 IgG 二抗	南京碧云天

表 4-2　主要仪器

仪器名称	公司或生产商
HiSeq X Ten 基因测序仪	美国 Illumina

4.1.2　实验动物与分组

本章的实验动物为第 3 章的 ND 组、HFD 组、HFD-MICT 和 HFD-HIIT 组。本章实验设计如图 4-1 所示。

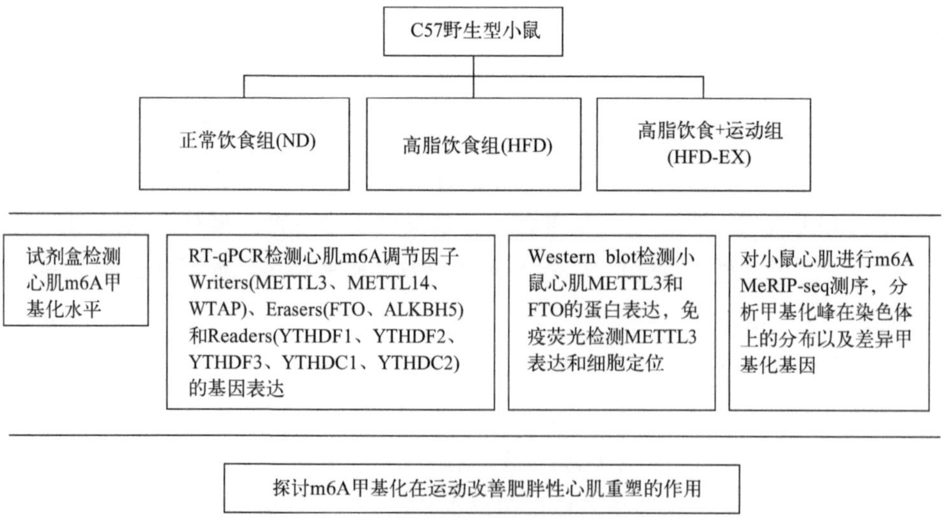

图 4-1　动物实验设计方案 2

4.1.3　m6A RNA 甲基化定量

使用 m6A RNA 甲基化定量试剂盒，通过比色法，检测心脏组织 m6A RNA 甲基化含量，具体操作步骤如下。

（1）RNA 结合

将 200ng 心肌 RNA 加入孔板中，塑料膜封孔，37℃ 孵育 1.5h，洗液清洗

2 次。

（2）RNA m6A 捕获

加入捕获抗体稀释液，塑料膜封孔，室温孵育 1h，清洗 2 次。加入检测抗体稀释液，塑料膜封孔，室温孵育 30min，清洗 2 次。加入增强剂稀释液，塑料膜封孔，室温孵育 30min，清洗 2 次。

（3）RNA m6A 检测

加入显色液，室温避光孵育 5min。分光光度计检测 450nm 波长下的 OD 值。绘制标准曲线，计算心脏组织 m6A RNA 甲基化相对含量。

4.1.4 RT-qPCR 检测

RT-qPCR 检测同第 3 章 3.1.13。本章使用的目的基因序列如表 4-3 所示。

表 4-3 目的基因引物序列

基因	引物序列	
	Forward	Reverse
Mettl3	CTGGGCACTTGGATTTAAGGAA	GTATCCCATCCAGTTGGTTTC
Mettl14	CTGAGAGTGCGGATAGCATTG	GAGCAGATGTATCATAGGAAGCC
Wtap	TAGACCCAGCGATCAACTTGT	CCTGTTTGGCTATCAGGCGTA
Fto	TTCATGCTGGATGACCTCAATG	GCCAACTGACAGCGTTCTAAG
Alkbh5	GCATACGGCCTCAGGACATTA	TTCCAATCGCGGTGCATCTAA
Ythdf1	ACAGTTACCCCTCGATGAGTG	GGTAGTGAGATACGGGATGGGA
Ythdf2	GAGCAGAGACCAAAAGGTCAAG	CTGTGGGCTCAAGTAAGGTTC
Ythdf3	GATCAGCCTATGCCATATCTGAC	CCCCTGGTTGACTAAAAACACC
Ythdc1	GGAAGCACCCAGTGTATAGGA	GGAAGCACCCAGTGTATAGGA
Ythdc2	GAAGATCGCCGTCAACATCG	GCTCTTTCCGTACTGGTCAAA
Gapdh	GCAAGGACACTGAGCAAGA	GGATGGAAATTGTGAGGGAG

4.1.5 Western blot 检测

Western blot 检测同 3.1.14。本章使用的抗体信息如表 4-4 所示。

表 4-4 抗体信息

一抗	公司	货号	稀释比例
METTL3	Abcam	ab240595	1∶1000
FTO	Proteintech	27226-1-AP	1∶1000

4.1.6 免疫荧光检测

心肌石蜡切片常规烤片、脱蜡至水。微波炉内加热抗原修复液，待沸腾后将石蜡切片放入其中进行抗原修复 20min。修复液冷却至室温后，PBS 清洗切片 3 次，每次 5min。5%BSA 室温封闭 1h，然后滴加兔多克隆抗体 METTL3（1∶200）4℃孵育过夜。次日复温后，PBS 清洗 3 次，每次 5min。滴加山羊抗兔 IgG 二抗和 DAPI 混合液室温避光孵育 1h。PBS 清洗 3 次，每次 5min。抗荧光淬灭封片剂封片，荧光显微镜观察拍照。采用 Image Pro Plus 6.0 软件统计分析荧光强度。

4.1.7 m6A MeRIP-seq 和生物信息学分析

m6A MeRIP-seq 委托上海欧易生物医学科技有限公司进行。每组选取 3 只小鼠心肌的总 RNA 进行高通量测序，检测 mRNA 的 m6A 甲基化修饰。在 50μL 心肌总 RNA 中加入 250μL 片段缓冲液（10mmol/L ZnCl2；10mmol/L Tris-HCl，pH7.0），使最终体积为 300μL。在 95℃热循环器中裂解 Poly(A) RNA 5min，然后加入 50μL 的终止缓冲液（0.5mol/L EDTA），停止裂解反应，并立即置于冰上。将碎片 RNA 与 m6A-dynabead 结合，同时以 7rpm 室温旋转 1h。将 m6A-dynabead-RNA 复合体重悬于 500μL m6A 结合缓冲液中，室温孵育 3min。将磁珠放入磁铁后，去上清液。在 m6A-Dynabead 配合物中加入 125μL 42℃预热洗脱缓冲液，42℃孵育 5min。加入 500μL 酸性苯酚-氯仿纯化收集的 m6A 阳性 RNA。使用 RNA-seq 试剂盒对未进行免疫沉淀反应的 Input RNA 样品和免疫沉淀后的 IP RNA 样品进行常规测序文库构建。测序文库建立后，所有样本由 Illumina Hiseq X10 进行高通量测序。

使用 Trimmomatic 软件对高通量测序中产生的原始数据（raw reads）进行质量过滤，得到高质量的 clean reads。从质控后的 clean reads 中随机抽取 25 万对 reads，利用 blastn 软件与 NT 库进行比对。取 *E* 值小于 1e-10，coverage 大于 80%的最好的一条结果用于后续分析。使用 SortMeRNA 软件用于核糖体 RNA 的去除。将去除 rRNA 后的 clean reads 用于后续基因组比对分析，使用 HISAT2 软件的默认参数将 clean reads 比对至实验物种的参考基因组，保留唯一比对 Reads 进行后续分析。采用 Guitar R 和 deeptools 软件对基因组比对结果数据进行质量检测。使用 MeTDiff 软件，以 input 样本作为对照进行 peak 检测。检出的峰（peak）

使用 ChIPseeker 软件进行注释。差异分析用于在 ND 组和 HFD 组、HFD 组和 HFD-EX 组的研究中鉴定差异的 RNA 甲基化。差异峰检测使用 MeTDiff 软件，检出的差异峰使用 ChIPseeker 进行注释。对于检出的峰和差异峰，通过超几何分布检验进行基因本体论（Gene Ontology，GO）和京都基因与基因组百科全书（Kyoto Encyclopedia of Genes and Genomes，KEGG）注释分析，以判定峰所在基因主要影响的生物学功能或者通路。

4.1.8 数据处理与统计分析

采用 GraphPad Prism 9.0 软件对数据进行统计分析和绘图。所有实验独立重复至少 3 次，实验结果以均数±标准误（mean±SEM）表示。组间差异采用非配对双尾 Student t 检验或单因素方差分析。$P<0.05$ 表示差异有统计学意义。

4.2 实验结果

4.2.1 MICT 和 HIIT 显著降低肥胖小鼠心肌 m6A 甲基化水平

试剂盒结果显示（图 4-2），与 ND 组比较，HFD 组小鼠心肌 m6A 甲基化水平显著增加（$P<0.0001$）；8 周 MICT 和 HIIT 干预显著降低肥胖小鼠心肌 m6A 甲基化水平（$P<0.05$，$P<0.0001$）；此外，HFD-MICT 组小鼠心肌 m6A 甲基化水平显著低于 HFD-HIIT 组（$P<0.05$）。

以上结果表明，8 周 MICT 和 HIIT 干预均可以显著抑制肥胖小鼠心肌 m6A 甲基化水平，且 MICT 的效果更好。

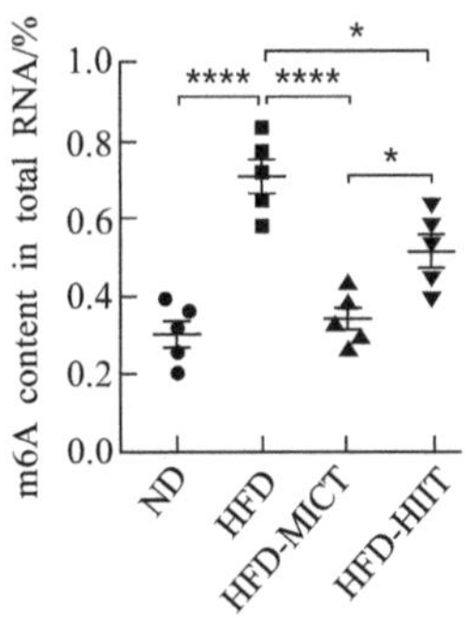

图 4-2 MICT 和 HIIT 显著降低肥胖小鼠心肌 m6A 甲基化水平

比色法检测小鼠心肌 m6A 甲基化水平

数据以均数±标准误表示，* $P<0.05$，**** $P<0.0001$

4.2.2 MICT 和 HIIT 显著抑制肥胖小鼠心肌 m6A 甲基转移酶 METTL3 的表达

为了进一步探寻运动降低肥胖小鼠心肌 m6A 甲基化水平的关键调节因子，我们对调控 m6A 甲基化的 Writers、Erasers 和 Readers 的 mRNA 表达水平进行了筛选。

RT-qPCR 结果显示，与 ND 组比较，HFD 组小鼠 m6A 甲基转移酶 METTL3 基因表达显著增加（$P<0.0001$），去甲基化酶 FTO 基因表达显著降低（$P<0.0001$）；8 周 MICT 和 HIIT 干预显著抑制肥胖小鼠心肌 METTL3 基因表达（$P<0.0001$）；此外，HFD-MICT 组小鼠心肌 METTL3 基因表达显著低于 HFD-HIIT 组（$P<0.05$）［图 4-3，(a)、(b)］。HIIT 显著抑制肥胖小鼠心肌 FTO 基因表

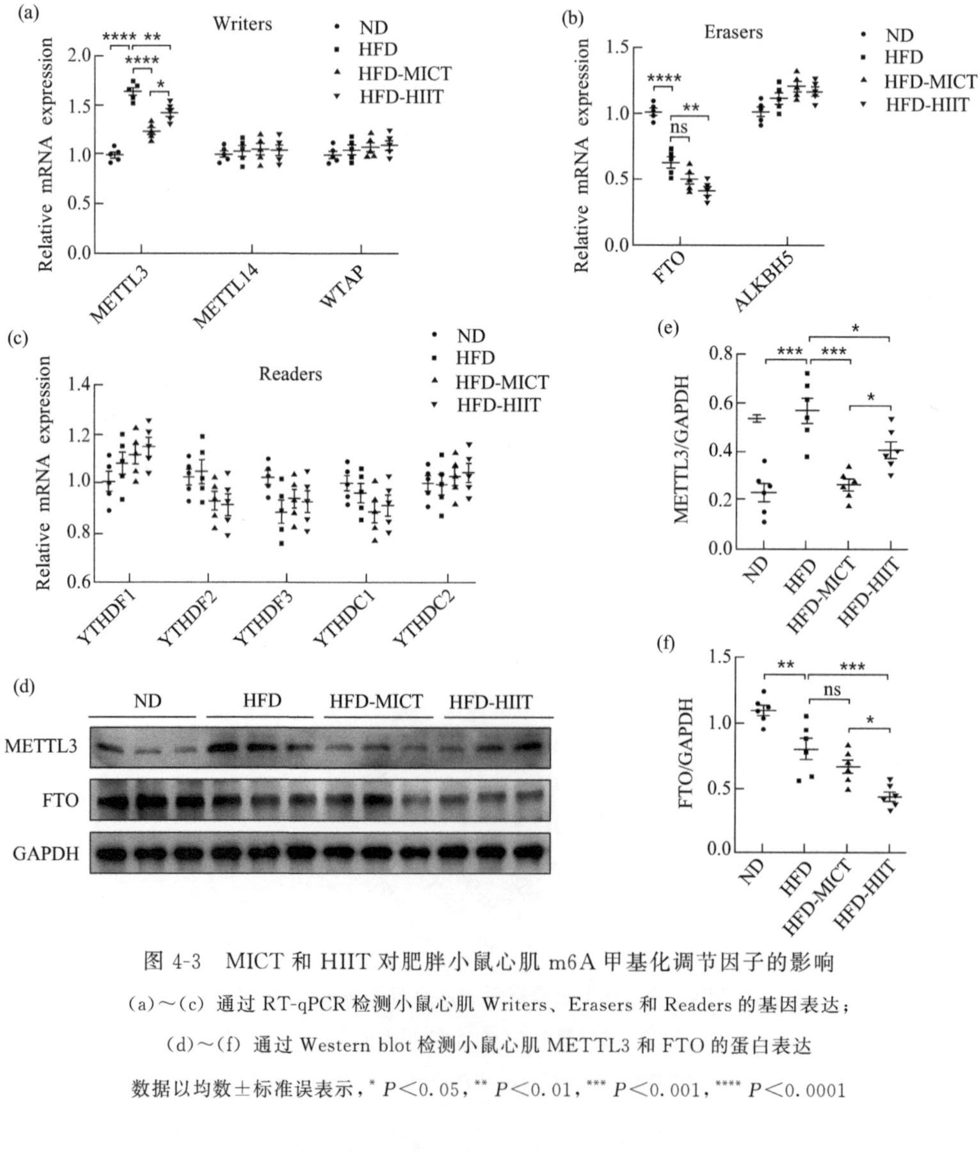

图 4-3 MICT 和 HIIT 对肥胖小鼠心肌 m6A 甲基化调节因子的影响

(a)～(c) 通过 RT-qPCR 检测小鼠心肌 Writers、Erasers 和 Readers 的基因表达；

(d)～(f) 通过 Western blot 检测小鼠心肌 METTL3 和 FTO 的蛋白表达

数据以均数±标准误表示，* $P<0.05$，** $P<0.01$，*** $P<0.001$，**** $P<0.0001$

达（$P<0.01$）；而 MICT 对肥胖小鼠心肌 FTO 基因表达无显著影响［图 4-3，(b)］。HIIT 和 MICT 对 m6A 甲基化的 Readers 基因表达均无显著影响［图 4-3，(c)］。

Western blot 结果进一步证实，与 ND 组比较，HFD 组小鼠 m6A 甲基转移酶 METTL3 蛋白表达显著增加（$P<0.001$），去甲基化酶 FTO 蛋白表达显著降低（$P<0.01$）；8 周 MICT 和 HIIT 干预显著抑制肥胖小鼠心肌 METTL3 蛋白表达（$P<0.05$，$P<0.001$）；此外，HFD-MICT 组小鼠心肌 METTL3 蛋白表达显著低于 HFD-HIIT 组（$P<0.05$）（图 4-3，D-E）。HIIT 显著抑制肥胖小鼠心肌 FTO 蛋白表达（$P<0.001$）；而 MICT 对肥胖小鼠心肌 FTO 蛋白表达无显著影响，HFD-HIIT 组小鼠心肌 FTO 蛋白表达显著低于 HFD-MICT 组（$P<0.05$）［图 4-3，(d)、(f)］。

METTL3 的基因和蛋白表达趋势与 m6A 甲基化水平的变化趋势相同，因此推测 METTL3 是运动调节 m6A 甲基化水平的关键因子。接下来，通过免疫荧光检测 METTL3 在心肌中的表达定位。

免疫荧光染色结果显示，METTL3 呈绿色荧光，细胞核 DAPI 呈蓝色荧光，METTL3 在心肌细胞质和细胞核中均有表达。与 ND 组比较，HFD 组小鼠 METTL3 表达显著增加（$P<0.0001$）；8 周 MICT 和 HIIT 干预显著抑制肥胖小鼠心肌 METTL3 表达（$P<0.01$，$P<0.0001$）；此外，HFD-MICT 组小鼠心肌 METTL3 表达显著低于 HFD-HIIT 组（$P<0.05$）（图 4-4）。

以上结果表明，m6A 甲基转移酶 METTL3 是运动降低肥胖小鼠心肌 m6A 甲基化水平的关键调节因子，8 周 MICT 和 HIIT 干预均可以显著抑制肥胖小鼠心肌 METTL3 表达，且 MICT 的效果更好。

4.2.3 心肌 m6A 甲基化峰的拓扑分布

为了阐明 m6A 甲基化修饰在运动改善肥胖性心肌重塑中的转录调控作用，我们对小鼠心肌进行了 MeRIP-seq。由于 MICT 抑制肥胖小鼠心肌 m6A 甲基化水平的效果优于 HIIT，所以在这两种运动干预方式中选择了 MICT 进行 MeRIP-seq。为了测序命名方便，我们将 HFD-MICT 组重新命名为高脂饮食-运动（HFD-Exercise）组，即 HFD-EX 组。

分析 ND、HFD 和 HFD-EX 组小鼠心肌 m6A 甲基化峰在 mRNA 转录本上的分布模式，发现所有转录本 m6A 位点主要在终止密码子和 3′-UTR 中高度富集［图 4-5，(a)］。

ND 组 m6A 位点 5′-非编码区（5′-UTR）的分布比例为 20.63%，3′-UTR 的分

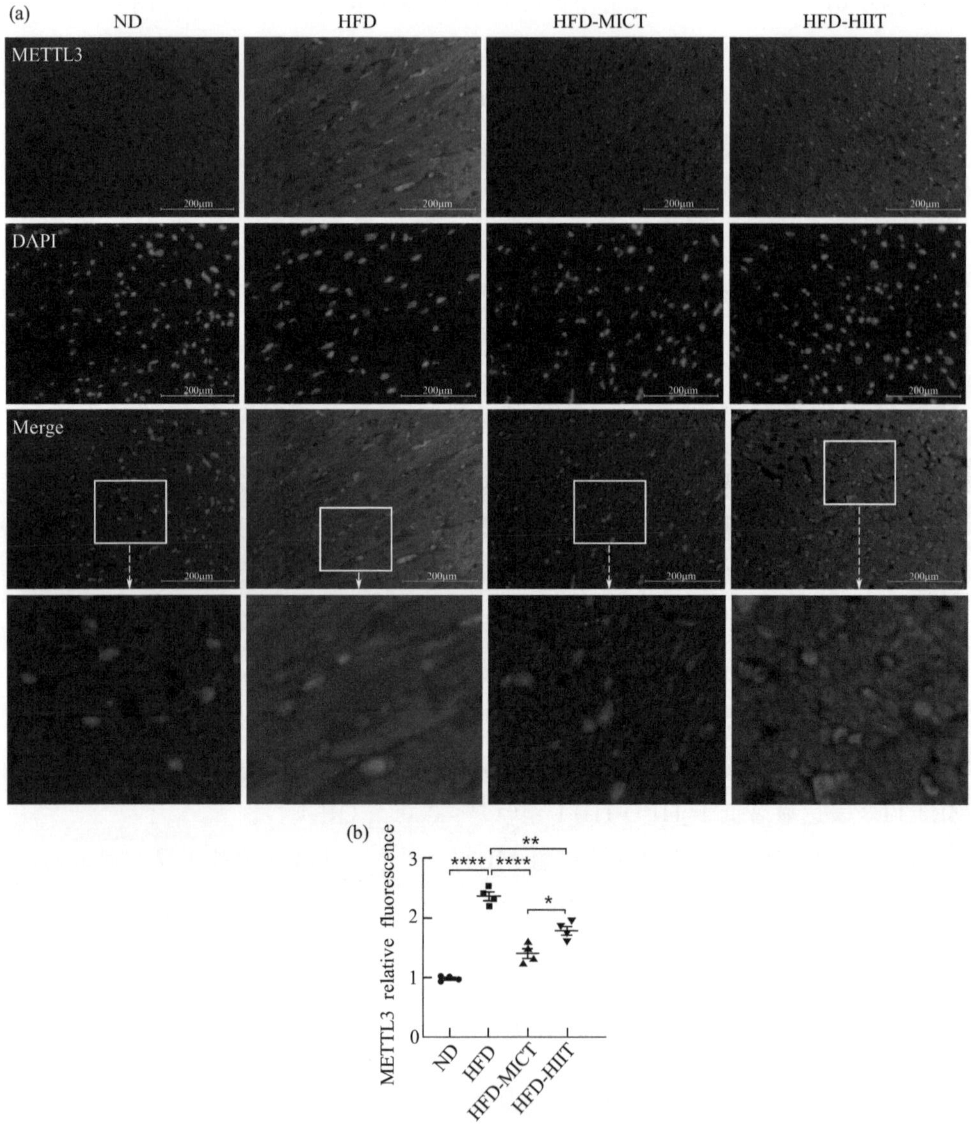

图 4-4　MICT 和 HIIT 显著抑制肥胖小鼠心肌 m6A 甲基转移酶 METTL3 表达

(a)、(b) 小鼠心脏 METTL3 免疫荧光代表性图像及其定量分析，比例尺：200μm

数据以均数±标准误表示，* $P<0.05$，** $P<0.01$，**** $P<0.0001$

布比例为47.1%；HFD 组 m6A 位点 5′-UTR 的分布比例为21.14%，3′-UTR 的分布比例为46.83%；HDF-EX 组 m6A 位点 5′-UTR 的分布比例为21.6%，3′-UTR 的分布比例为46.52% [图 4-5，(b)]。

在 ND、HFD 和 HFD-EX 组中分别鉴定出 19168、20178 和 21630 个 m6A 峰，平均峰值长度为 4156.8bp、4074.3bp 和 3979.42bp [图 4-5，(c)、(d)]。

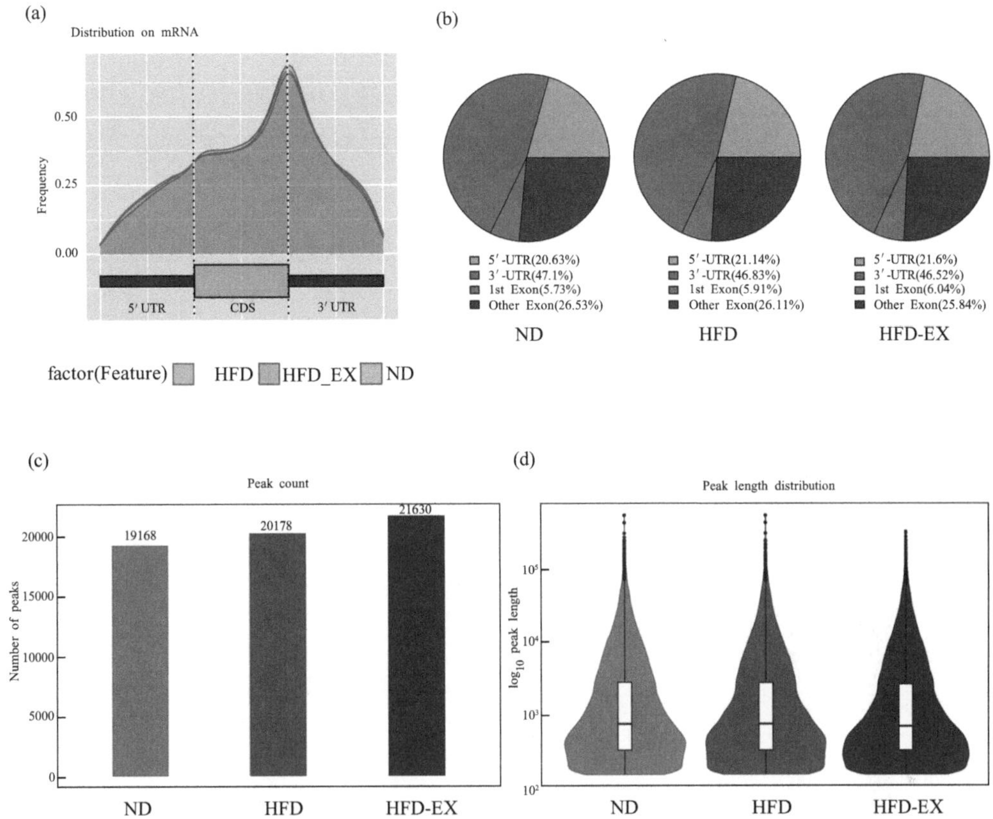

图 4-5 ND、HFD 和 HFD-EX 组小鼠心肌 m6A 甲基化峰的拓扑分布

(a) 心肌 m6A 甲基化峰在 mRNA 转录本上的分布模式；(b) m6A 峰在不同基因元件上的分布比例；(c) m6A 峰的数量；(d) m6A 峰的平均峰值长度

4.2.4 心肌差异 m6A 甲基化分析

我们进一步比较了 ND、HFD 和 HFD-EX 组小鼠心脏的 m6A 甲基化水平，利用 MeTDiff 软件完成差异峰检分析，对差异倍数（fold change，FC）值取 $\log_2$ 对数，将 $|\log_2 FC|>0.58$(即 1.5 倍的差异倍数) 且 $P<0.05$ 作为筛选标准。

ND 组和 HFD 组比较，共有 575 个 m6A 峰发生显著变化，其中 290 个峰上调，285 个峰下调［图 4-6，(a)、(b)］，挑选 P 值最大（即差异表达最显著）的前 20 个甲基化峰进行展示，结果如表 4-5 所示。

HFD 组和 HFD-EX 组比较，共有 879 个 m6A 峰发生显著变化，其中 358 个峰上调，521 个峰下调［图 4-6，(a)、(b)］，挑选 P 值最大（即差异表达最显著）的前 20 个甲基化峰进行展示，结果如表 4-6 所示。

ND组和HFD组差异甲基化峰的平均峰值长度为3666.14bp，HFD组和HFD-EX组差异甲基化峰的平均峰值长度为2309.75bp［图4-6，(c)］。

ND组和HFD组差异甲基化峰中5′-UTR的分布比例为24.7%，3′-UTR的分布比例为40%；HFD组和HFD-EX组差异甲基化峰中5′-UTR的分布比例为17.75%，3′-UTRs的分布比例为30.94%［图4-6，(d)］。

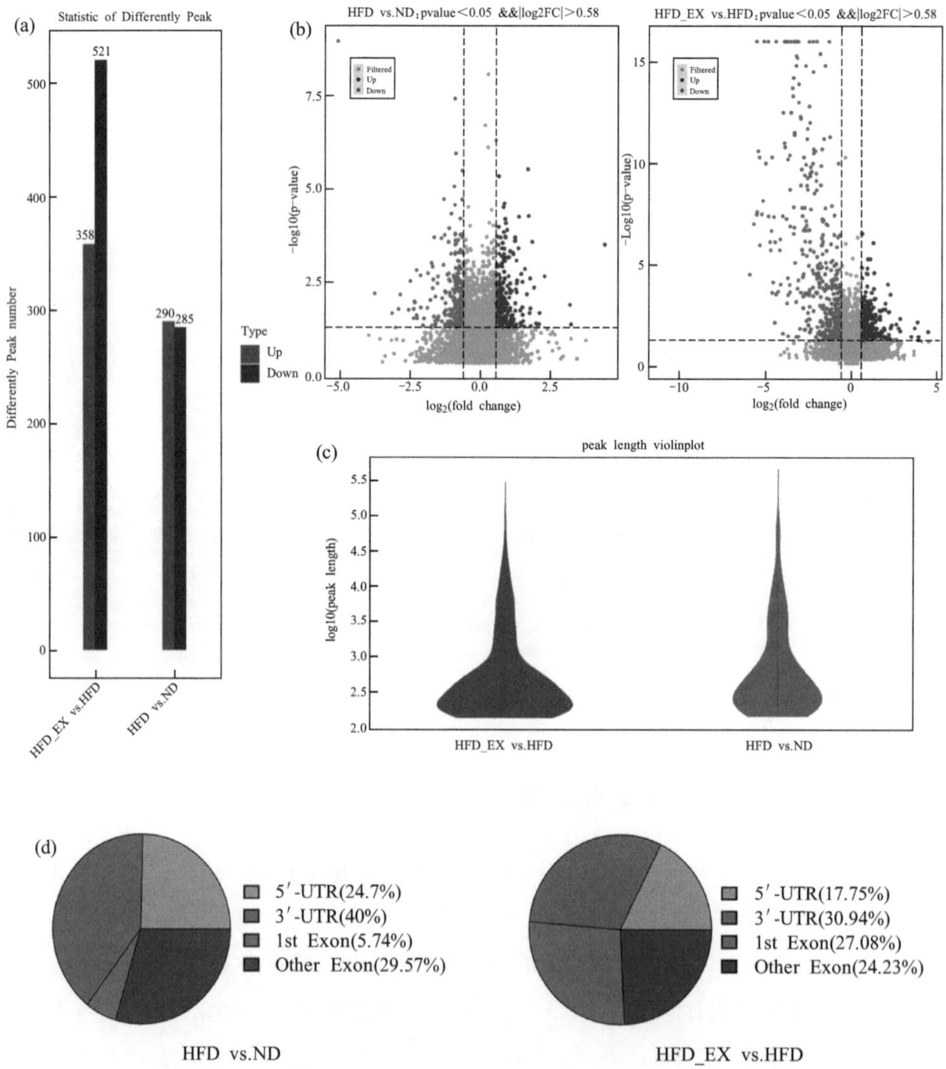

图4-6 ND、HFD和HFD-EX组小鼠心肌差异m6A甲基化分析

(a) 差异甲基化峰上调或下调的数量；(b) 差异甲基化峰的火山图；

(c) 差异甲基化峰的平均峰值长度小提琴图；(d) 差异甲基化峰在基因功能元件区域注释饼图

表 4-5 ND 组与 HFD 组小鼠心肌 m6A 修饰差异表达最显著的前 20 个甲基化峰

mRNA	Chromosome	Lg(*P*-value)	$\log_2$(fold-change)	Regulation
Cd300ld3	Chr11	−8.97	−5.08	Down
Shroom2	ChrX	−7.43	−0.892	Down
Synel	Chr10	−5.96	−0.858	Down
Gm826	Chr2	−5.54	1.72	Up
Ptgsl	Chr2	−5.5	−0.631	Down
Rnf214	Chr9	−5.37	0.647	Up
Arntl	Chr7	−5.08	−0.918	Down
Kcmf1	Chr6	−4.74	−1.29	Down
Tst	Chr15	−4.73	−0.644	Down
Ccdc69	Chr11	−4.62	0.878	Up
9330159F19Rik	Chr10	−4.58	−0.89	Down
Phrf1	Chr7	−4.52	0.849	Up
Glis3	Chr19	−4.34	−1.02	Down
Tspyl5	Chr15	−4.28	1.75	Up
Prr33	Chr7	−4.26	1.4	Up
Prkag2	Chr5	−4.21	−0.705	Down
Nfia	Chr4	−4.2	0.907	Up
Dact3	Chr7	−4.09	0.931	Up
Amer1	ChrX	−3.99	0.679	Up
Zcchc11	Chr4	−3.95	−1.1	Down

表 4-6 HFD 组与 HFD-EX 组小鼠心肌 m6A 修饰差异表达最显著的前 20 个甲基化峰

mRNA	Chromosome	Lg(*P*-value)	$\log_2$(fold-change)	Regulation
Fabp3-ps1	Chr10	−434	−3.23	Down
Gm12070	Chr11	−434	−4.41	Down
Gm9144	Chr12	−434	−5.1	Down
Gm6768	Chr12	−434	−5.53	Down
Hsp25-ps1	Chr13	−434	−3.36	Down
Unkl	Chr17	−434	−3.68	Down
Gm8783	Chr19	−434	−3.1	Down
Gm13394	Chr2	−434	−3.82	Down
Gm12396	Chr4	−434	−4.87	Down
Gm15459	Chr5	−434	−2.47	Down
Gm15710	Chr5	−434	−2.26	Down
Gm5884	Chr6	−434	−3.52	Down
Gvin1	Chr7	−434	−1.31	Down
Gvin1	Chr7	−434	−2.03	Down
Gm42035	Chr8	−434	−3.35	Down
Atp6	ChrMT	−434	−3.8	Down

续表

mRNA	Chromosome	Lg(P-value)	$\log_2$(fold-change)	Regulation
Cox3	ChrMT	−434	−3.18	Down
Gm7331	ChrX	−434	−3.91	Down
Gm14586	ChrX	−16	−3.3	Down
Gm6768	Chr12	−15.4	−1.83	Down

4.2.5 心肌 m6A 甲基化差异表达基因的 GO 富集和 KEGG 分析

为了进一步分析 m6A 甲基化在小鼠心肌组织中参与的生物学途径，选择含有差异甲基化 m6A 位点的蛋白编码基因进行 GO 富集和 KEGG 通路分析。

GO 富集分析分为生物过程（biological process）、细胞成分（cellular component）和分子功能（molecular function）三个部分。ND 组和 HFD 组差异甲基化的基因，在生物过程部分主要富集在轴突发生的正向调节、转录调控 DNA 模板、B-1a B 细胞分化，在细胞成分部分主要富集在核、核体、细胞骨架，在分子功能部分主要富集在 DNA 结合、蛋白质结合、Ras 鸟苷酸交换因子活性（图 4-7）。HFD 组和 HFD-EX 组差异甲基化的基因，在生物过程部分主要富集在中性粒细胞趋化性的正向调节、细胞对趋化因子的反应、转录调控 DNA 模板，在细胞成分部分主要富集在核、纤毛过渡纤维、睫状基底体，在分子功能部分主要富集在蛋白质结合、DNA 结合、核酸结合蛋白（图 4-8）。

KEGG 通路分析显示，ND 组和 HFD 组差异甲基化的基因主要富集在前列腺癌（prostate cancer）、调节干细胞多能性的信号通路（signaling pathways regulating pluripotency of stem cells）、长寿调节途径（longevity regulating pathway-multiple species）、破骨细胞分化（osteoclast differentiation）、NF-κB 信号通路（NF-kappa B signaling pathway）、肝细胞癌（hepatocellular carcinoma）、B 细胞受体信号通路（B cell receptor signaling pathway）、MAPK 信号通路（MAPK signaling pathway）、乳腺癌（breast cancer）、C 型凝集素受体信号通路（C-type lectin receptor signaling pathway）（图 4-9）。HFD 组和 HFD-EX 组差异甲基化的基因主要富集在 Hedgehog 信号通路（Hedgehog signaling pathway）、心肌细胞的肾上腺素能信号（adrenergic signaling in cardiomyocytes）、内吞作用（endocytosis）、Hippo 信号通路（hippo signaling pathway）、自噬（autophagy-animal）、NF-κB 信号通路（NF-kappa B signaling pathway）、人类乳头瘤病毒感染（human papillomavirus infection）、胰腺分泌（pancreatic secretion）、唾液分泌（salivary secretion）、RNA 降解（RNA degradation）（图 4-10）。

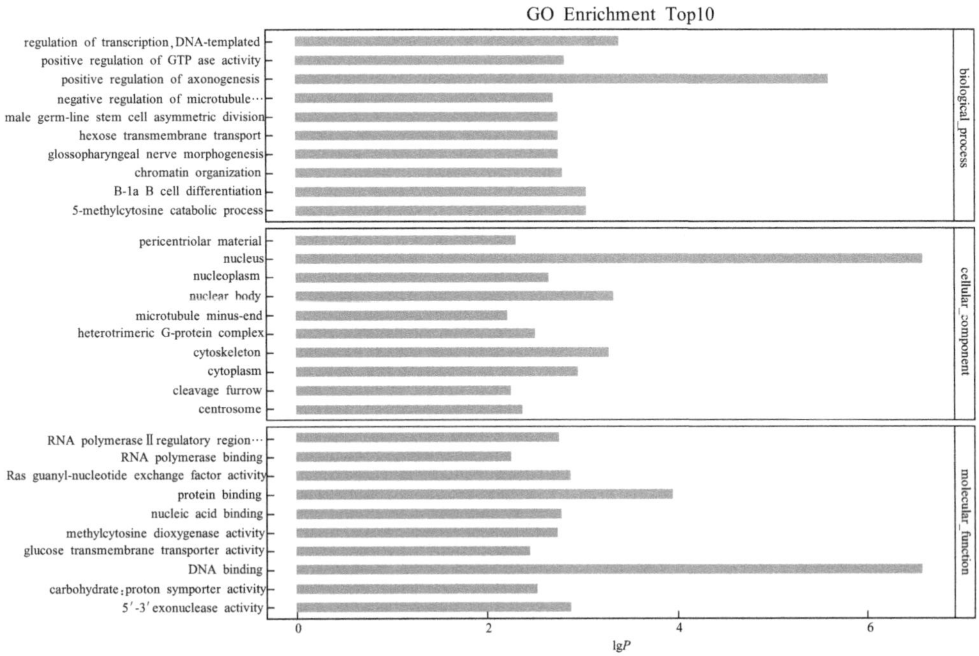

图 4-7 ND 组与 HFD 组小鼠心肌差异 m6A 甲基化基因的 GO 富集分析

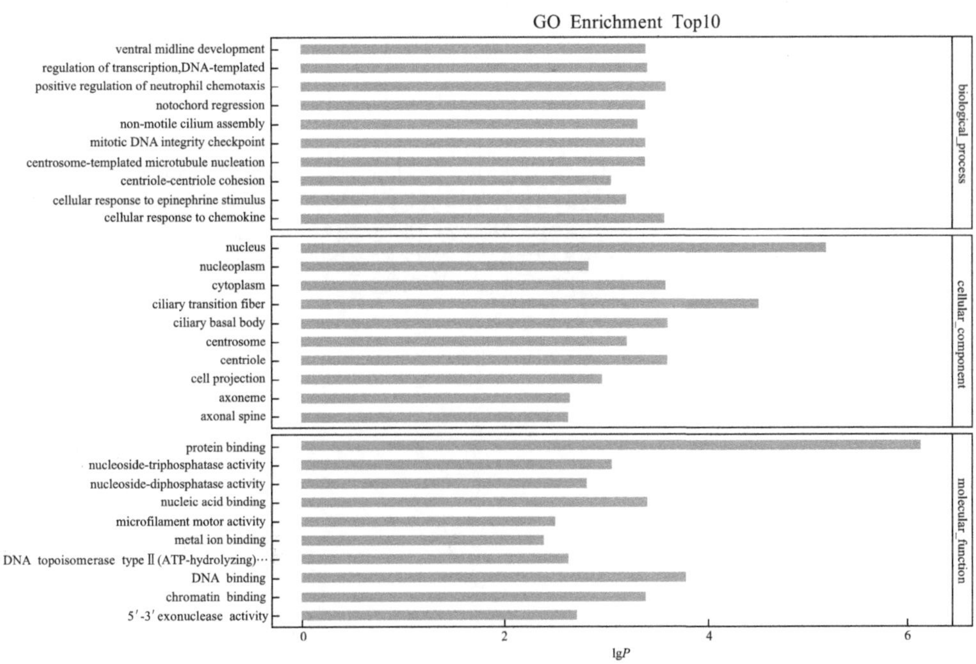

图 4-8 HFD 组与 HFD-EX 组小鼠心肌差异 m6A 甲基化基因的 GO 富集分析

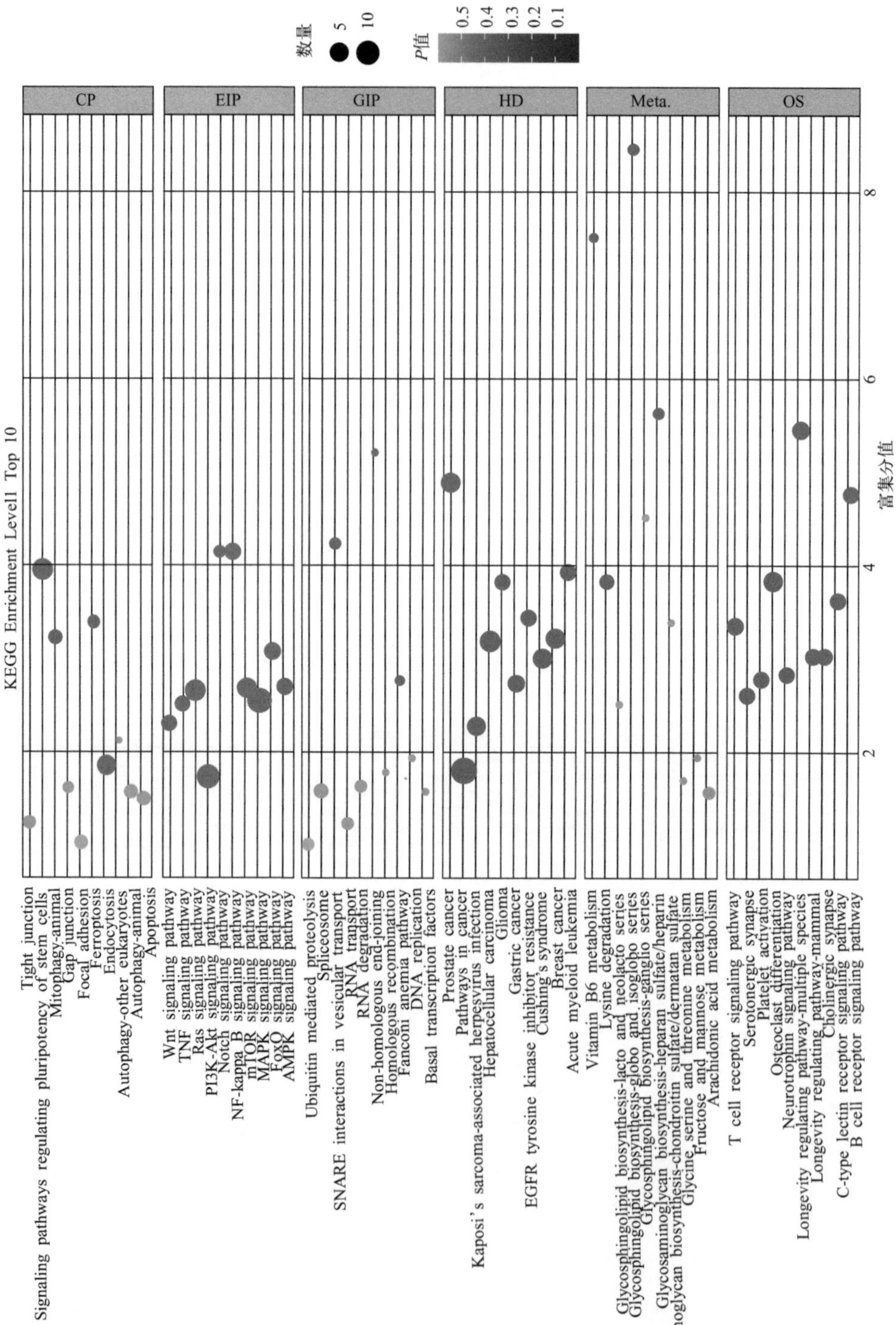

图 4-9 ND 组与 HFD 组小鼠心肌差异 m6A 甲基化基因的 KEGG 通路分析

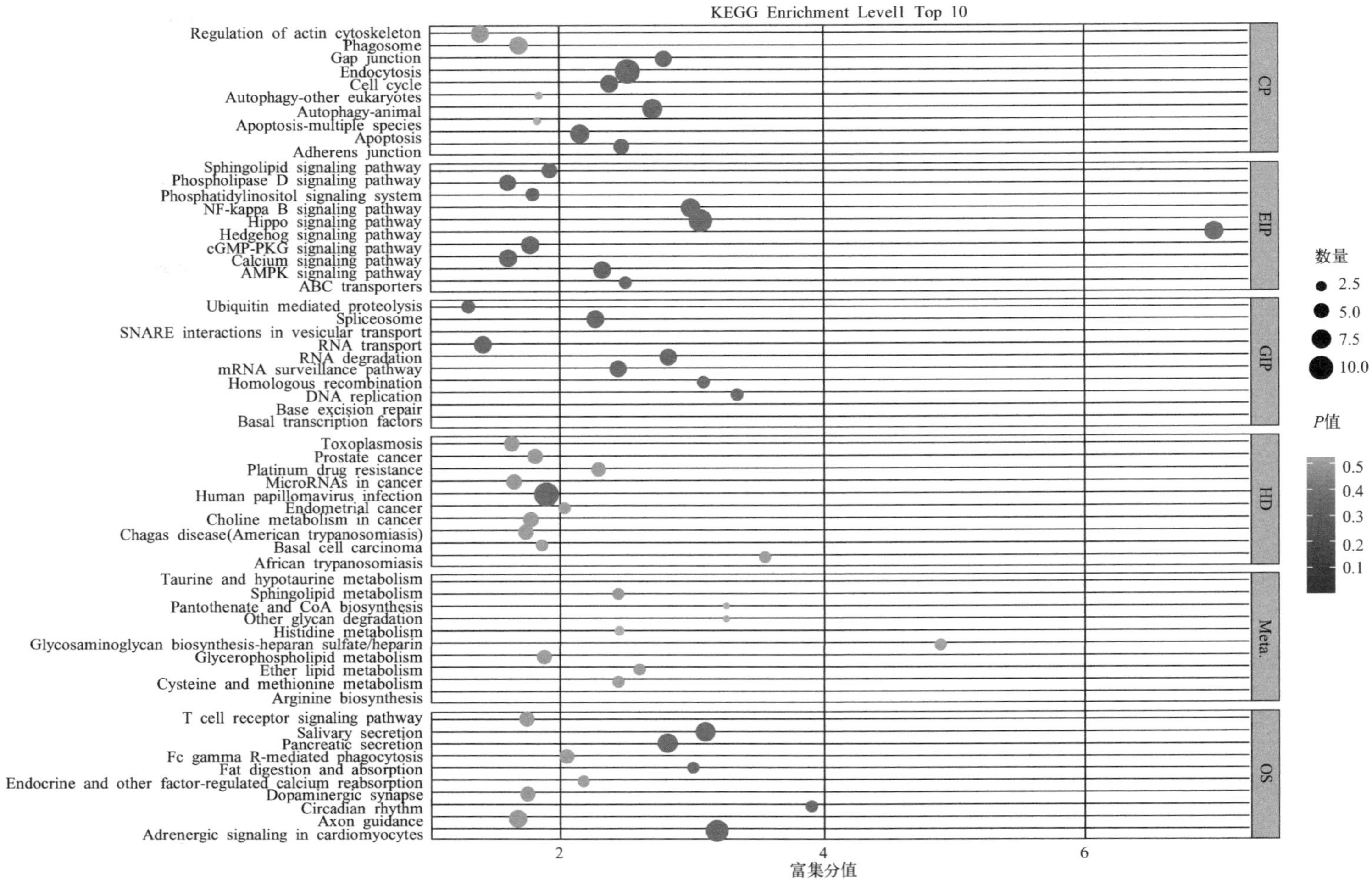

图 4-10 HFD 组与 HFD-EX 组小鼠心肌差异 m6A 甲基化基因的 KEGG 通路分析

4.2.6 RNA-seq 分析心肌基因表达水平

为了进一步阐明 m6A 甲基化与基因表达之间的关系，使用 RNA-seq 检测了小鼠心肌 mRNA 的变化，将 $|\log_2 FC|>0.58$(即 1.5 倍的差异倍数) 且 $P<0.05$ 作为筛选标准。根据所有基因表达量 FPKM 值进行主成分分析，PC1 可以解释所有基因的表达量总体方差的 46.7%，HFD 组 3 个样本聚为一类，HFD-EX 组 3 个样本聚为一类，ND 组 3 个样本虽然未明显聚类，但和 HFD 组均有明显距离，表明三组基因表达模式有差异［图 4-11，(a)］。

ND 组和 HFD 组比较，共有 780 个差异表达基因，其中 291 个基因上调，489 个基因下调［图 4-11，(b)］，挑选 P 值最大（即差异表达最显著）的前 20 个基因进行展示，结果如表 4-7 所示。HFD 组和 HFD-EX 组比较，共有 399 个差异表达基因，其中 287 个基因上调，112 个基因下调［图 4-11，(b)］，挑选 P 值最大（即差异表达最显著）的前 20 个基因进行展示，结果如表 4-8 所示。

差异表达基因热图显示，同一组的三个样本均一性较好，且不同组的基因表达量存在明显差异［图 4-11，(c)］。

火山图也进一步显示了 ND 组和 HFD 组、HFD 组和 HFD-EX 组之间显著上调和显著下调的差异基因［图 4-11，(d)］。

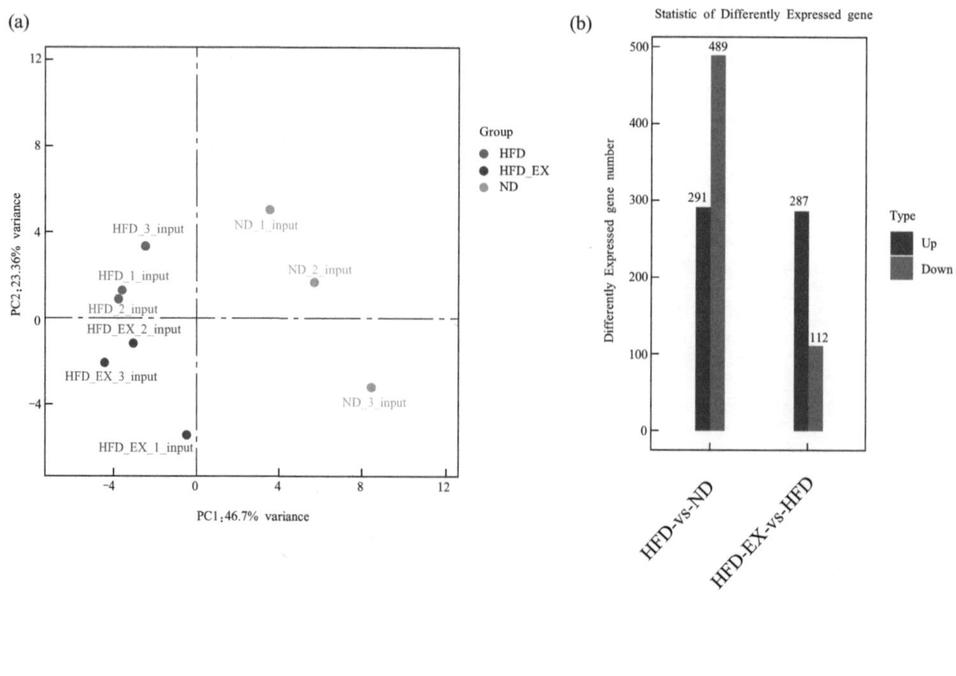

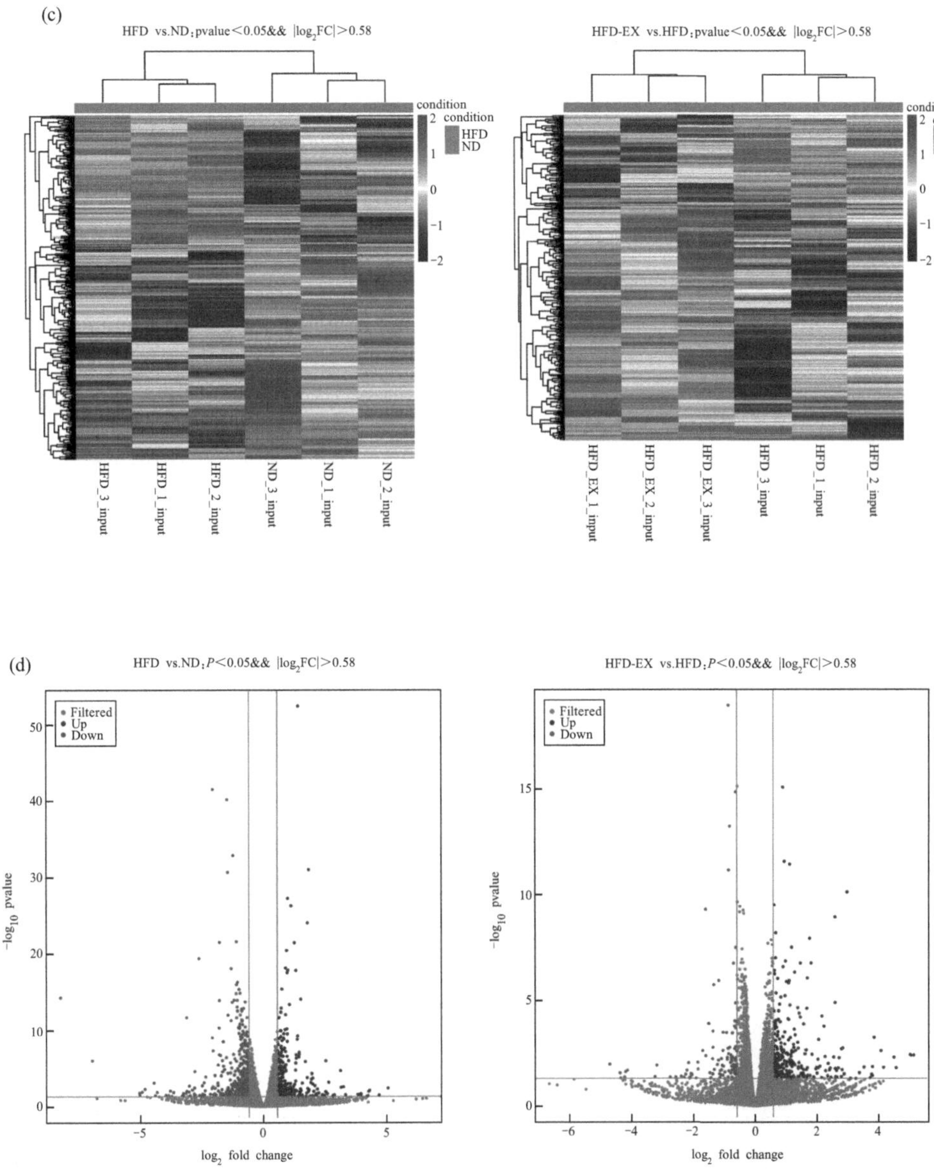

图 4-11 RNA-seq 分析 ND、HFD 和 HFD-EX 组小鼠心肌基因表达水平

(a) ND、HFD 和 HFD-EX 组小鼠心肌的主成分分析图；(b) 差异表达基因上调和下调的数量；

(c) 差异表达基因的聚类分析；(d) 差异表达基因的火山图

表 4-7 ND 组与 HFD 组小鼠心肌差异表达最显著的前 20 个基因

mRNA	P-value	$\log_2$(fold-change)	Regulation
Scn4b	2.15E-53	1.43608636	Up
Nr4a3	2.16E-42	−2.023724469	Down
Ctgf	4.71E-41	−1.455014571	Down
Frmd5	9.84E-34	−1.21345309	Down
Dbp	7.30E-32	1.86817801	Up
C7	1.61E-31	−1.426121771	Down
Ide	3.85E-28	1.006748126	Up
G0s2	4.22E-27	1.141358778	Up
Aplnr	7.71E-25	1.813241714	Up
Cyp1b1	2.29E-22	−1.08060068	Down
Ahsg	2.79E-22	−1.751775909	Down
Nkain1	3.23E-22	1.276307534	Up
Mid1ip1	3.02E-21	0.95873501	Up
Fam46b	3.47E-20	−2.590761378	Down
Bhlhe41	6.20E-19	0.915397325	Up
Nt5e	7.41E-19	−1.291488757	Down
Srrm4	1.17E-18	1.011199856	Up
Ky	1.31E-18	1.335718108	Up
Egln3	2.46E-18	0.978912889	Up
Eln	4.77E-17	−1.040170614	Down

表 4-8 HFD 组与 HFD-EX 组小鼠心肌差异表达最显著的前 20 个基因

mRNA	P-value	$\log_2$(fold-change)	Regulation
Egln3	1.07E-19	−0.847242961	Down
Scd4	8.33E-16	0.884126888	Up
Alas1	1.39E-15	−0.616997148	Down
G0s2	5.63E-14	−0.81085758	Down
Socs3	2.64E-12	0.935451243	Up
Srpx	3.58E-12	1.111748478	Up
Adamtsl2	6.74E-12	−0.843264779	Down
Chil3	7.29E-11	2.99364151	Up

续表

mRNA	*P*-value	$\log_2$(fold-change)	Regulation
Cyp1b1	3.00E-10	0.610253753	Up
Rasl10a	4.84E-10	−1.591137961	Down
Serpina3f	1.15E-09	2.605455037	Up
Prg4	6.46E-09	0.657895591	Up
Ccl7	1.19E-08	1.758644032	Up
Csf3r	3.07E-08	1.170942337	Up
Ptgds	3.14E-08	−0.618362538	Down
Siglec1	9.63E-08	0.65255241	Up
H2-Q6	1.38E-07	0.969410857	Up
Aqp8	1.71E-07	1.458980747	Up
Cacna1s	1.72E-07	−0.689327423	Down
Ptx3	1.72E-07	1.808817976	Up

4.2.7 心肌 MeRIP-seq 与 RNA-seq 的联合分析

在 RNA-seq 的结果中，基因表达的差异结果分为上调和下调，在 MeRIP-seq 的结果中，根据甲基化峰的丰度变化也可以找到基因本身甲基化上下调的情况。为进一步阐明 m6A 甲基化与基因表达之间的关系，将 MeRIP-seq 与 RNA-seq 的结果进行联合分析，将转录水平和甲基化水平放在一起做比较。将差异甲基化和差异表达的联合分析结果，绘制分布四象限散点图，四象限中第一象限表示甲基化上调同时表达上调的差异基因，第二象限表示甲基化上调同时表达下调的差异基因，第三象限表示甲基化下调同时表达下调的差异基因，第四象限表示甲基化下调表达上调的差异基因［图 4-12，(a)、(c)］。

ND 组和 HFD 组比较，共有 54 个基因的 m6A 水平和 mRNA 表达发生显著变化，其中有 31 个基因 m6A 水平和 mRNA 表达均下调，有 1 个基因 m6A 水平下调而 mRNA 表达上调，有 3 个基因 m6A 水平上调而 mRNA 表达下调，有 19 个基因 m6A 水平和 mRNA 表达均上调［图 4-12，(b)］。

HFD 组和 HFD-EX 组比较，共有 40 个基因的 m6A 水平和 mRNA 表达发生显著变化，其中有 10 个基因 m6A 水平和 mRNA 表达均下调，有 3 个基因 m6A 水平下调而 mRNA 表达上调，有 14 个基因 m6A 水平上调而 mRNA 表达下调，有 13 个基因 m6A 水平和 mRNA 表达均上调［图 4-12，(d)］。

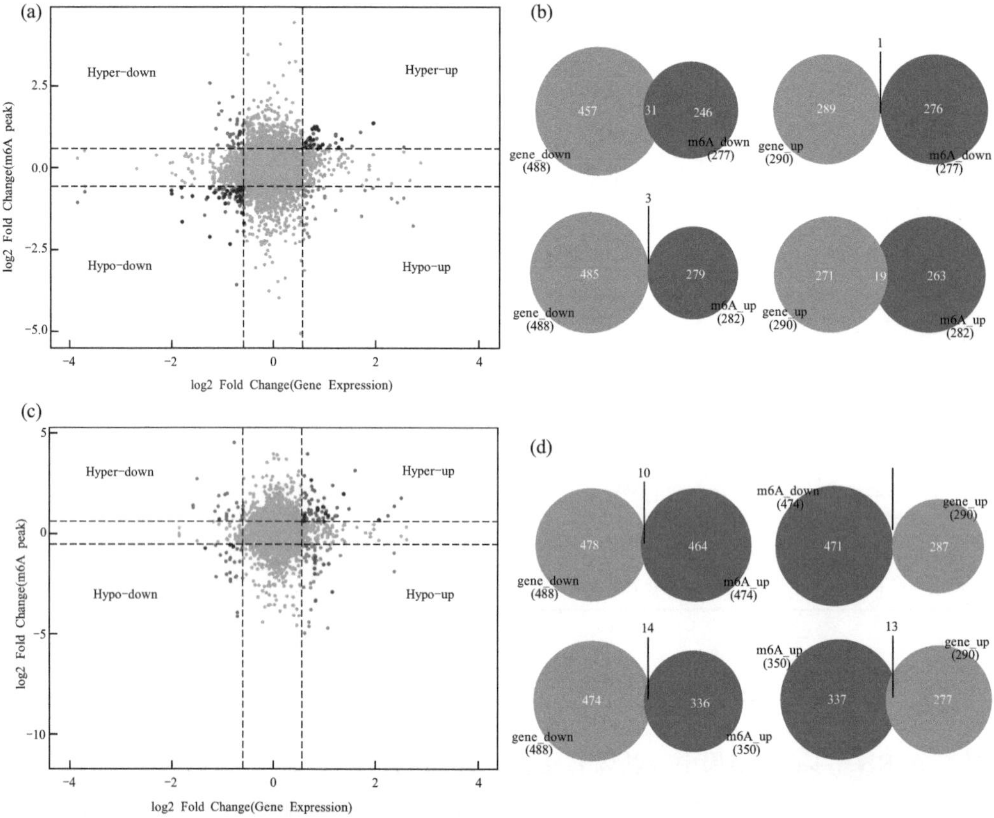

图 4-12 ND、HFD 和 HFD-EX 组小鼠心肌 MeRIP-seq 与 RNA-seq 的联合分析

（a）四象限图显示 ND 组和 HFD 组中 m6A 峰和 mRNA 表达均发生显著变化的基因分布；

（b）维恩图显示 ND 组和 HFD 组中 m6A 峰和 mRNA 表达均发生显著变化的基因数量；

（c）四象限图显示 HFD 组和 HFD-EX 组中 m6A 峰和 mRNA 表达均发生显著变化的基因分布；

（d）维恩图显示 HFD 组和 HFD-EX 组中 m6A 峰和 mRNA 表达均发生显著变化的基因数量

4.3 讨论与分析

4.3.1 MICT 和 HIIT 对肥胖小鼠心肌 m6A 甲基化和 METTL3 表达的影响

m6A 甲基化是哺乳动物中最常见且最丰富的 mRNA 转录后修饰，约占已知 RNA 修饰的 97.4%。m6A 甲基化调节因子的异常表达可改变 m6A 修饰水平，影响 RNA 转录、翻译和稳定性，并且参与心衰、高血压、肺动脉高压和动脉粥样硬化等代谢性心肌病的病理生理过程。Zhang 等通过 10 周高脂饮食和 L-NAME 饮水诱导 HFpEF 小鼠模型，结果显示 HFpEF 小鼠心肌 FTO 和 YTHDC1 基因表达显著上调，METTL3 基因表达显著下调。本实验室前期研究及本章结果表明，21 周高脂饮食诱导的肥胖小鼠心肌 METTL3 基因及蛋白表达均显著增加，FTO 基因及蛋白表达均降低，m6A 甲基化水平升高。研究结果的差异可能是由于小鼠模型不同导致射血分数变化不同，射血分数可能是影响心肌 METTL3 和 FTO 表达的重要因素，其机制仍需进一步研究。

研究发现，运动可以通过调节 m6A 甲基化水平及其调控因子的表达，改善心脏功能和睾丸损伤。Liu 等研究表明，8 周中等强度跑台运动可以显著降低 HFpEF 小鼠心肌 FTO 蛋白，升高 METTL3 蛋白表达，而腺相关病毒诱导 FTO 心肌过表达通过促进心肌细胞凋亡、纤维化和心肌肥大等机制，部分抵消了运动对 HFpEF 小鼠的心脏保护作用。Wang 等对小鼠进行 4 周游泳训练诱导心肌肥大后发现，小鼠心肌 METTL3、WTAP、ZC3H13 的蛋白表达及 m6A 甲基化水平显著降低，FTO 和 ALKBH5 的蛋白表达显著升高，METTL14 基因表达无显著变化，而 METTL14 mRNA 甲基化水平和蛋白表达均显著下调。进一步研究发现，腺相关病毒 AAV9 诱导 METTL14 心肌过表达，部分抵消了游泳运动诱导的心肌肥大，而 METTL14 的心脏特异性敲低通过抑制心肌细胞凋亡、促进心肌细胞增殖，显著改善了心肌 I/R 损伤。本实验室前期研究表明，8 周 MICT 和 HIIT 均显著降低肥胖小鼠睾丸 m6A 甲基化水平，以及 METTL3、YTHDF2 和 FTO 的基因表达，并且 HIIT 抑制 m6A 甲基化的效果优于 MICT。

本章的结果显示 8 周 MICT 和 HIIT 干预均可以显著抑制肥胖小鼠心肌 m6A 甲基化水平和 METTL3 表达，且 MICT 的效果更好，HIIT 显著抑制肥胖小鼠心肌 FTO 蛋白表达，而 MICT 对肥胖小鼠心肌 FTO 蛋白表达无显著影响。提示，m6A 甲基转移酶 METTL3 是运动降低肥胖小鼠心肌 m6A 甲基化水平的关键调节因子。

4.3.2 肥胖小鼠心肌 m6A 修饰图谱及运动干预后的变化

越来越多的研究表明，m6A 修饰图谱的特异性改变是心血管疾病生理病理进程中的重要特征，因此揭示 m6A 修饰的动态变化可以进一步提供相关疾病的治疗靶点。有文献报道，MeRIP-seq 揭示了 m6A 甲基化图谱在 HFpEF 小鼠心肌和运动性心肌肥大中的动态变化。在本章中，我们对 ND、HFD 和 HFD-EX 组小鼠心肌进行 MeRIP-seq 与 RNA-seq 分析，结果显示在三组小鼠心肌中所有染色体都广泛存在甲基化转录本，证实了真核细胞普遍存在m6A修饰。进一步分析发现，m6A峰主要在终止密码子和3′-UTR高度富集。

为了探讨肥胖小鼠心肌m6A修饰图谱及运动干预后的变化，我们鉴定出了差异甲基化峰。结果显示，ND组和HFD组比较，共有575个m6A峰发生了显著变化，其中290个峰上调，285个峰下调；HFD组和HFD-EX组比较，共有879个m6A峰发生了显著变化，其中358个峰上调，521个峰下调。此外，为了进一步分析m6A甲基化在小鼠心肌组织中参与的生物学途径，我们选择含有差异甲基化m6A位点的蛋白编码基因进行GO富集和KEGG通路分析。ND组和HFD组的GO分析显示，差异甲基化的基因主要富集在轴突发生的正向调节、核、DNA结合等；KEGG通路分析显示，NF-κB信号通路和MAPK信号通路有显著性富集，可能参与了肥胖性心肌重塑的病理发展。HFD组和HFD-EX组的GO分析显示，差异甲基化的基因主要富集在中性粒细胞趋化性的正向调节、细胞对趋化因子的反应、核、蛋白质结合等。KEGG通路分析显示，Hedgehog信号通路、Hippo信号通路和NF-κB信号通路有显著性富集，这些通路均与心血管疾病和炎症反应有关。研究表明，NF-κB信号通路可通过调节多种免疫和炎症相关因子的转录和表达，参与肥胖性心肌重塑的发生发展。我们发现NF-κB信号通路在ND组、HFD组、HFD组、HFD-EX组均显著富集。推测，NF-κB信号通路介导的m6A甲基化修饰可能参与了肥胖性心肌重塑的发生发展，而运动可能通过NF-κB调节炎症因子改善肥胖小鼠心肌损伤，其具体分子机制仍需进一步研究。

研究表明，m6A甲基化可诱导mRNA半衰期功能障碍，并导致mRNA稳定性降低。为进一步阐明m6A甲基化与基因表达之间的关系，我们将MeRIP-seq与RNA-seq的结果进行联合分析，将转录水平和甲基化水平放在一起做比较。结果显示，ND组和HFD组比较，共有54个基因的m6A水平和mRNA表达发生显著变化，其中有31个基因m6A水平和mRNA表达均下调，有1个基因m6A水平下调而mRNA表达上调，有3个基因m6A水平上调而mRNA表达下调，有19个基因m6A水平和mRNA表达均上调。HFD组和HFD-EX组比较，共有40个基因的m6A水平和mRNA表达发生显著变化，其中有10个基因m6A水平和mRNA表达均下调，有3个基因m6A水平下调而mRNA表达上调，有14个基因m6A水平上调而mRNA表达下调，有13个基因m6A水平和mRNA表达均上调。因此，m6A修饰水平的升高或降低，既可以促进mRNA的表达，也可以抑制mRNA的表达，这些显著变化的基因可能是运动改善肥胖性心肌重塑的重要靶点，仍需进一步验证和深入探讨其生物学机制。

4.4 本章小结

（1）8 周 MICT 和 HIIT 干预均可以显著降低肥胖小鼠心肌 m6A 甲基化水平和 METTL3 表达，且 MICT 的效果更好。m6A 甲基转移酶 METTL3 是运动降低肥胖小鼠心肌 m6A 甲基化水平的关键调节因子。

（2）ND 组、HFD 组和 HFD-EX 组小鼠心肌 m6A 甲基化峰主要在终止密码子和 3′-UTR 中高度富集。ND 组 m6A 位点 3′-UTR 的分布比例为47.1%；HFD 组 m6A 位点 3′-UTR 的分布比例为46.83%；HFD-EX 组 m6A 位点 3′-UTR 的分布比例为46.52%。

（3）MeRIP-seq 结果显示，ND 组和 HFD 组比较，共有 575 个 m6A 峰发生显著变化，其中 290 个峰上调，285 个峰下调；HFD 组和 HFD-EX 组比较，共有 879 个 m6A 峰发生显著变化，其中 358 个峰上调，521 个峰下调。

（4）KEGG 通路分析显示，ND 组和 HFD 组差异甲基化的基因主要富集在前列腺癌（prostate cancer）、调节干细胞多能性的信号通路（signaling pathways regulating pluripotency of stem cells）和长寿调节途径（longevity regulating pathway-multiple species）等，HFD 组和 HFD-EX 组差异甲基化的基因主要富集在 Hedgehog 信号通路（hedgehog signaling pathway）、心肌细胞的肾上腺素能信号（adrenergic signaling in cardiomyocytes）和内吞作用（Endocytosis）等。

（5）RNA-seq 结果显示，ND 组和 HFD 组比较，共有 780 个差异表达基因，其中 291 个基因上调，489 个基因下调；HFD 组和 HFD-EX 组比较，共有 399 个差异表达基因，其中 287 个基因上调，112 个基因下调。

（6）MeRIP-seq 与 RNA-seq 联合分析显示，ND 组和 HFD 组比较，共有 54 个基因的 m6A 水平和 mRNA 表达发生显著变化；HFD 组和 HFD-EX 组比较，共有 40 个基因的 m6A 水平和 mRNA 表达发生显著变化。

综上，m6A 甲基转移酶 METTL3 是运动降低肥胖小鼠心肌 m6A 甲基化水平的关键调节因子，运动可以导致肥胖小鼠心肌 m6A 修饰图谱的特异性改变。METTL3 介导的 m6A 甲基化修饰是运动改善肥胖性心肌重塑的潜在靶点。

第5章 m6A甲基转移酶METTL3在棕榈酸诱导的心肌细胞损伤中的作用和机制

第 3 章的研究表明，8 周 MICT 和 HIIT 干预可显著改善肥胖小鼠心功能，减轻心肌肥大，降低心肌纤维化，改善心肌脂毒性，抑制心肌氧化应激和细胞凋亡，提高抗氧化能力。第 4 章研究发现，8 周 MICT 和 HIIT 干预均可以显著抑制肥胖小鼠心肌 m6A 甲基化水平和 METTL3 表达，且 MICT 的效果更好。m6A 甲基转移酶 METTL3 是运动降低肥胖小鼠心肌 m6A 甲基化水平的关键调节因子。有文献报道，METTL3 在氧化应激、细胞凋亡和脂代谢等方面发挥重要作用。因此，我们推测运动可能是通过下调 METTL3 表达抑制心肌脂毒性、氧化应激和细胞凋亡，改善肥胖性心肌重塑。

METTL3 介导的 m6A 甲基化可通过调节 Keap1/Nrf2 信号通路，改善黏菌素诱导的肾脏氧化应激和细胞凋亡。Zhong 等研究表明，敲低 METTL3 可以通过调节 PPARα 的 mRNA 甲基化改善肝脏脂质沉积。第 3 章结果表明，MICT 和 HIIT 可以激活 Keap1/Nrf2 信号通路，改善肥胖小鼠心肌氧化应激和细胞凋亡，抑制 PPARα-CD36 信号通路改善心肌脂毒性。推测，运动可能通过下调 METTL3 表达进而激活 Nrf2 信号通路抑制心肌氧化应激和细胞凋亡，抑制 PPARα-CD36 信号通路改善心脏脂质沉积。但其确切机制仍需进一步研究。

PA 作为一种饱和高级脂肪酸，是模拟高脂饮食诱导的肥胖性心肌重塑、建立心肌细胞脂毒性损伤体外模型的有效添加剂。PA 干预可以诱导体外心肌细胞凋亡、氧化应激水平升高、细胞肥大和糖脂代谢紊乱等。Jiao 等研究发现，250μmol/L 的 PA 干预小鼠成肌细胞（C2C12 细胞）24h 后，METTL3 的基因和蛋白表达均显著上调，氧化应激水平增加。Xiong 等研究表明，400μmol/L 的 PA 干预诱导小鼠精原细胞（GC-2 细胞），m6A 甲基化水平和 METTL3 蛋白表达显著升高。PA 干预对离体心肌细胞 m6A 甲基化水平和 METTL3 表达的影响尚未见文献报道。

本章将在第 3、4 章研究的基础上，通过体外培养原代乳鼠心肌细胞，观察 PA 诱导的脂毒性心肌细胞模型中 m6A 甲基化水平和 METTL3 表达的变化，然后通过 siRNA 敲低 METTL3 表达，并给予 PPARα 激动剂 Wy-14643 和 Nrf2 抑制剂 ML385 干预，进一步探讨 m6A 甲基转移酶 METTL3 在 PA 诱导的心肌细胞损伤中的作用和机制。

5.1 材料与方法

5.1.1 主要试剂与仪器（表 5-1、表 5-2）

表 5-1 主要试剂

试剂名称	公司或生产商
CCK-8 试剂盒	南京碧云天
油红 O 染色试剂盒(细胞专用)	北京索莱宝
胶原酶 Ⅱ	北京索莱宝
棕榈酸	西安鲲创生物
胎牛血清	美国 Gibco
高糖培养基(DMEM)	美国 Hyclone
胰蛋白酶	美国 Hyclone
青霉素-链霉素双抗	美国 Hyclone
Opti-MEM 培养基	美国 Thermo
Lipofectamine 2000	美国 Invitrogen
PPARα 激动剂 Wy-14643	美国 Medchem Express
Nrf2 抑制剂 ML385	美国 Medchem Express

表 5-2 主要仪器

仪器名称	公司或生产商
CO_2 恒温细胞培养箱	美国 Thermo
超声破碎仪	美国 Thermo
超净工作台	美国 Phoenix controls
恒温电热水浴锅	上海一恒

其余主要试剂和仪器同 3.1.1 和 4.1.1。

5.1.2 原代乳鼠心肌细胞分离

取1～3天新生小鼠于75%乙醇浸泡消毒，剖开胸腔，挤压胸部，快速取出心脏，预冷HBSS反复清洗3次。剪碎心脏组织，加入3mL由胰酶和0.1%胶原酶Ⅱ配置的裂解液，37℃水浴锅震荡消化10min，吸取上清液，加入等量完全培养基停止消化。剩余组织再加入3mL裂解液，37℃水浴锅震荡消化，75μm细胞过滤器过滤组织裂解物，重复上述步骤3～5次，每次缩短消化时间，直至仅见絮状样物质即心肌组织消化彻底。1500r/min离心10min，弃上清液。加入完全培养基混合重悬移至培养皿。CO_2恒温细胞培养箱孵育1～2h待成纤维细胞贴壁，轻晃培养皿后将心肌细胞悬液吸出，测定活细胞密度后，转移至新的培养皿或培养板，在37℃、5%CO_2恒温培养箱中，使用含10%胎牛血清和1%青霉素-链霉素双抗的高糖完全培养基进行培养，6～8h后心肌细胞即可贴壁，48～73h可见搏动的心肌细胞。

5.1.3 细胞转染

(1) 将5μL Lipofectamine 2000溶于245μL Opti-MEM培养基中，柔和混匀。

(2) 将5μL siRNA(100nmol/L) 溶于245μL Opti-MEM培养基中，柔和混匀，室温静置5min。

(3) 将 (1) 中的Lipofectamine 2000稀释液和 (2) 中的siRNA稀释液柔和混合，室温静置20min，形成Lipofectamine 2000-siRNA混合溶液。

(4) 弃去六孔板培养基，每孔加入1600μL Opti-MEM培养基，再加入400μL的Lipofectamine 2000-siRNA混合溶液。转染结束后收集细胞蛋白，通过Western blot检测转染效果。

METTL3 siRNA(si-METTL3) 及其对照Scramble METTL3 siRNA(si-NC) 由上海吉玛制药技术有限公司设计并合成，序列信息如下：

si-METTL3：5′-GCTACACCACCTCTCAGATCT-3′；

si-NC：5′-ATAGCCCTCACCCCGAACTTT-3′。

5.1.4 细胞培养和分组

本章共分为4个实验，第1个实验对细胞进行不同浓度的PA干预24h，分别为0、50、100、200、400和800μmol/L。

第2个实验对细胞进行siRNA转染，分为正常对照 (control) 组、si-NC组和 si-METTL3 组。

第 3 个实验首先对细胞进行 siRNA 转染，然后给予心肌细胞 400μmol/L 的 PA 干预 24h，分为：control 组、PA 组、PA+si-NC 组和 PA+si-METTL3 组。

第 4 个实验首先对细胞进行 siRNA 转染，然后给予心肌细胞 PPARα 激动剂 Wy-14643(10μmol/L）或 Nrf2 抑制剂 ML385(10μmol/L）分别预处理 24h，最后加入 400μmol/L 的 PA 干预 24h，分为 control 组、PA 组、PA+si-NC 组、PA+si-METTL3 组、PA + si-METTL3 + ML385 组和 PA + si-METTL3 + Wy-14643 组。

本章实验设计如图 5-1。

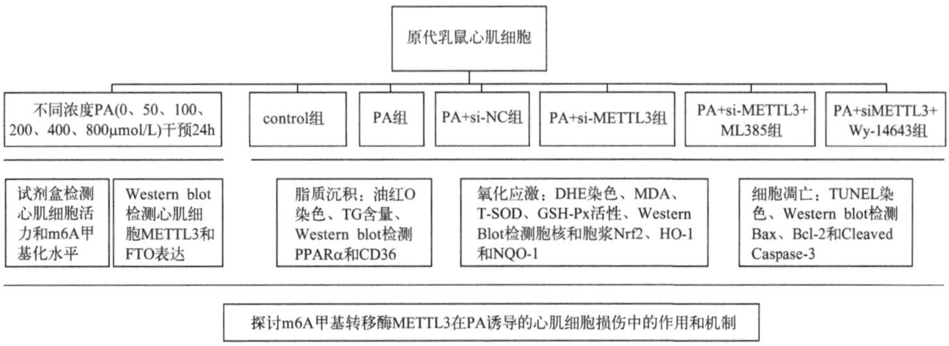

图 5-1　细胞实验设计方案

5.1.5　细胞活力检测

采用 CCK-8 法检测细胞活力。对细胞进行消化计数后接种于 96 孔板中，细胞干预结束后，每孔加入 10μL CCK-8 溶液，细胞培养箱孵育 2h 后，用酶标仪检测 450nm 处吸光度值，计算细胞活力。

5.1.6　细胞 m6A RNA 甲基化定量

使用 m6A RNA 甲基化定量试剂盒，通过比色法检测细胞 m6A RNA 甲基化含量。将 200ng 细胞 RNA 加入孔板中，塑料膜封孔，37℃孵育 1.5h，洗液清洗 2 次。加入捕获抗体稀释液，塑料膜封孔，室温孵育 1h，清洗 2 次。加入检测抗体稀释液，塑料膜封孔，室温孵育 30min，清洗 2 次。加入增强剂稀释液，塑料膜封孔，室温孵育 30min，清洗 2 次。加入显色液，室温避光孵育 5min。分光光度计检测 450nm 波长下的 OD 值。绘制标准曲线，计算细胞 RNA m6A 甲基化相对含量。

5.1.7 细胞染色

DHE 染色：细胞干预结束后，加入 5μmol/L DHE 染液 37℃避光孵育 30min，PBS 清洗 3 次，每次 2min。抗荧光淬灭封片剂封片，荧光显微镜观察拍照。采用 Image Pro Plus 6.0 软件统计分析细胞 DHE 染色荧光强度。

油红 O 染色：细胞干预结束后制备细胞涂片，加入油红 O 固定液固定 15min，然后室温晾干细胞涂片。加入新配制好的油红 O 染色液浸染 15min，60%异丙醇漂洗 30s，蒸馏水清洗。Mayer 苏木素染色液复染核 2min，加入油红 O 缓冲液浸染 1min。光学显微镜观察拍照，采用 Image Pro Plus 6.0 软件统计分析细胞油红 O 染色脂滴面积百分比。

TUNEL 染色：细胞干预结束后制备细胞涂片，TUNEL 检测液（TdT 酶：荧光标记液：DAPI＝50：450：1）37℃避光孵育 1h，PBS 清洗 3 次，每次 5min。抗荧光淬灭封片剂封片，荧光显微镜观察拍照。

5.1.8 细胞生化指标检测

细胞干预结束后胰酶消化，制成细胞悬液，1000r/min 离心 5min，收集细胞，加入细胞裂解液（RIPA：PMSF：蛋白酶磷酸酶抑制剂＝100：1：1），12000r/min 离心 10min，取上清液。使用硫代巴比妥酸比色法检测细胞 MDA 含量、黄嘌呤氧化酶法检测 T-SOD 活性、比色法检测 GSH-Px 活性。制备空白对照、标准品和待测样品，双蒸水调零，分光光度计检测吸光度值，根据标准曲线计算待测样品含量。

使用 ELISA 检测细胞 TG 含量。细胞干预结束后收取细胞培养液于离心管，3000r/min 离心 10min，取上清液。设置标准孔和样品孔，加入 2μL ACS 试剂，37℃孵育 30min。加入 50μL 反应液，37℃避光孵育 30min。酶标仪检测 570nm 处波长的吸光度值。根据标准曲线计算细胞 TG 含量。所有操作严格按照试剂盒说明书进行。

5.1.9 Western blot 检测

细胞干预结束后弃去培养液，无菌 PBS 清洗 3 次，加入 200μL 细胞裂解液，使用细胞刮刀轻柔刮下培养板中的细胞，所有操作在冰上进行。4℃ 12000r/min 离心 10min，取上清液，即为细胞总蛋白原液。细胞核蛋白提取、BCA 蛋白浓度测定、Western blot 检测蛋白表达和抗体信息同 3.1.14 和 4.1.5。

5.1.10 数据处理与统计分析

采用 GraphPad Prism 9.0 软件对数据进行统计分析和绘图。所有实验独立重复至少 3 次，实验结果以均数±标准误（mean±SEM）表示。组间差异采用非配对双尾 Student t 检验或单因素方差分析。$P<0.05$ 表示差异有统计学意义。

5.2 实验结果

5.2.1 PA 干预显著上调心肌细胞 m6A 甲基化水平和 METTL3 表达

我们首先观察了不同浓度 PA(50、100、200、400 和 800μmol/L）干预 24h 对心肌细胞 m6A 甲基化水平和 METTL3 表达的影响。

试剂盒结果显示，PA 在 100～800μmol/L 的浓度范围内剂量依赖性地降低心肌细胞活力（$P<0.01$，$P<0.0001$），当 PA 浓度为 400μmol/L 时，细胞活力下降约 50%［图 5-2，(a)］，因此后续实验中采用 400μmol/L 的 PA 进行干预。

PA 在 200～800μmol/L 的浓度范围内剂量依赖性地提高心肌细胞 m6A 甲基化水平（$P<0.01$，$P<0.0001$）［图 5-2，(b)］。

Western blot 结果显示，PA 在 100～800μmol/L 的浓度范围内剂量依赖性地上调心肌细胞 METTL3 蛋白表达（$P<0.05$，$P<0.01$，$P<0.0001$）；在 200～800μmol/L 的浓度范围内剂量依赖性地上调心肌细胞 FTO 蛋白表达（$P<0.001$，$P<0.0001$）［图 5-2，(c)～(e)］。

以上结果表明，PA 干预显著上调心肌细胞 m6A 甲基化水平和 METTL3 蛋白表达。

5.2.2 si-METTL3 转染效率及其对细胞活力的影响

第 3 章动物实验显示，高脂饮食诱导的肥胖小鼠心肌甲基转移酶 METTL3 蛋白表达显著增加，去甲基化酶 FTO 蛋白表达显著降低。而离体细胞实验结果显示，PA 干预显著上调心肌细胞 METTL3 和 FTO 的蛋白表达。METTL3 在动物实验和细胞实验中表达趋势一致，因此我们采用 siRNA 转染敲低心肌细胞 METTL3 的表达进行后续研究。

Western blot 结果显示，与 Control 组和 si-NC 组比较，si-METTL3 组的 METTL3 蛋白表达显著降低（$P<0.001$）［图 5-3，(a)、(b)］，表明 si-METTL3

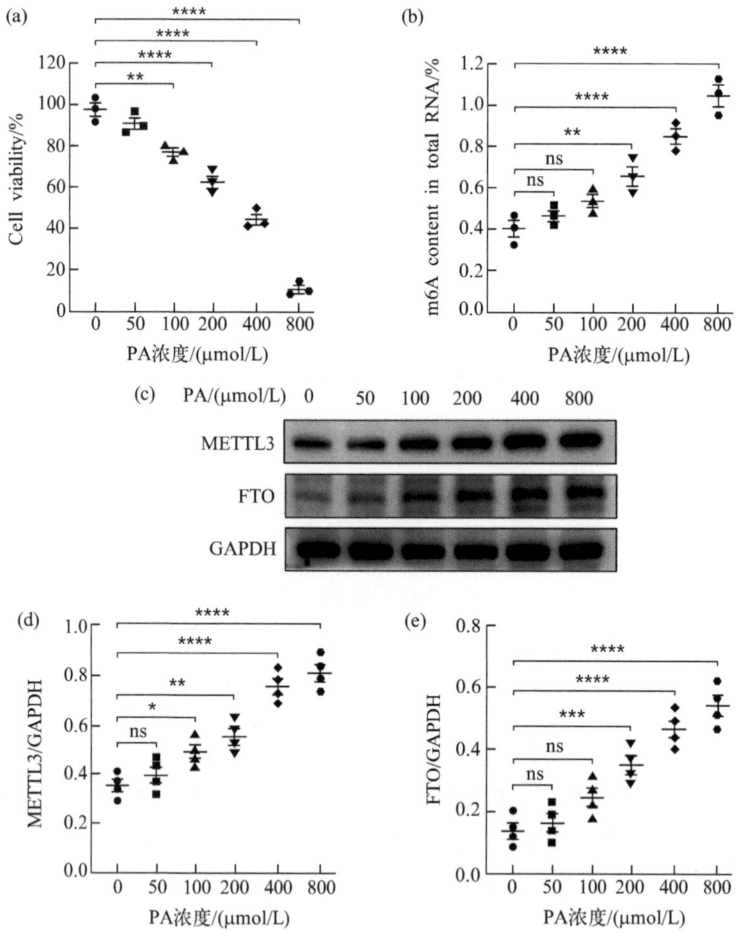

图 5-2 PA 干预显著上调心肌细胞 m6A 甲基化水平和 METTL3 表达

(a)CCK-8 法检测心肌细胞活力；(b) 比色法检测心肌细胞 m6A 甲基化水平；

(c)～(e) 通过 Western blot 检测心肌细胞 METTL3 和 FTO 的蛋白表达

数据以均数±标准误表示，* $P<0.05$，** $P<0.01$，

*** $P<0.001$，**** $P<0.0001$；ns，无显著性差异

转染显著敲低了 METTL3 的蛋白表达，转染效率高。

CCK-8 试剂盒结果显示，与 Control 组比较，400μmol/L PA 干预 24h 后，细胞活力显著降低（$P<0.0001$）；与 PA＋si-NC 组比较，PA＋si-METTL3 组的细胞活力显著增加（$P<0.01$）［图 5-3，(c)］，表明敲低 METTL3 表达可以显著改善 PA 诱导的心肌细胞活力降低。

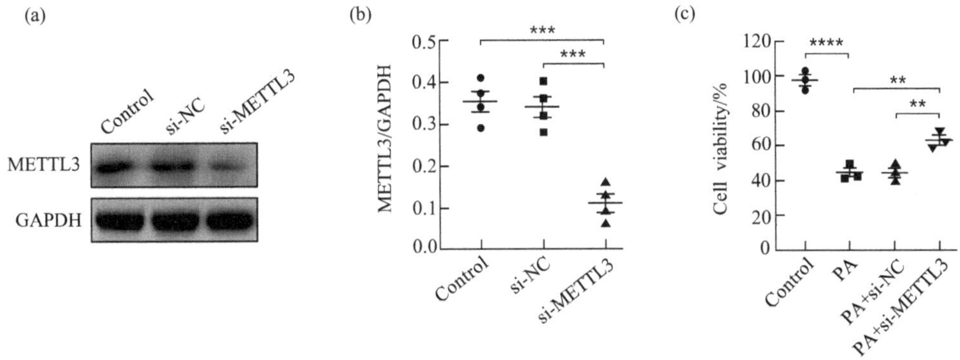

图 5-3 si-METTL3 转染效率验证

(a)、(b) 通过 Western blot 检测心肌细胞 METTL3 蛋白表达；(c) CCK-8 法检测心肌细胞活力

数据以均数±标准误表示，** $P<0.01$，*** $P<0.001$，**** $P<0.0001$

5.2.3 METTL3 敲低显著改善 PA 诱导的心肌细胞脂质沉积

油红 O 染色显示，与 Control 组比较，PA 干预显著增加心肌细胞脂滴面积（$P<0.0001$）；与 PA＋si-NC 组比较，PA＋si-METTL3 组的脂滴面积显著降低（$P<0.01$）[图 5-4，(a)、(b)]。生化试剂盒结果显示，与 Control 组比较，PA 干预显著增加心肌细胞 TG 含量（$P<0.01$）；与 PA＋si-NC 组比较，PA＋si-METTL3 组的 TG 含量显著降低（$P<0.05$）[图 5-4，(c)]。表明，METTL3 敲低显著改善 PA 诱导的心肌细胞脂质沉积。

通过高脂饮食组和高脂饮食运动组小鼠心肌差异表达基因的 KEGG 通路分析，发现 PPAR 信号通路显著富集 [图 5-4，(d)]。有研究表明，敲低 METTL3 可以通过调节 PPARα 的 mRNA 甲基化改善肝脏脂质沉积。基于此，推测运动诱导的 PPARα 信号通路改变是通过下调 METTL3 介导的。因此，我们检测了敲低 METTL3 后 PPARα 和 CD36 的表达。

Western blot 结果显示，与 Control 组比较，PA 干预显著增加心肌细胞 PPARα 和 CD36 蛋白表达（$P<0.0001$）；与 PA＋si-NC 组比较，PA＋si-METTL3 组的心肌细胞 PPARα 和 CD36 蛋白表达显著降低（$P<0.001$）[图 5-4，(e)～(g)]。

以上结果表明，METTL3 敲低显著改善 PA 诱导的心肌细胞脂质沉积，其机制与 PPARα-CD36 信号通路的抑制有关。

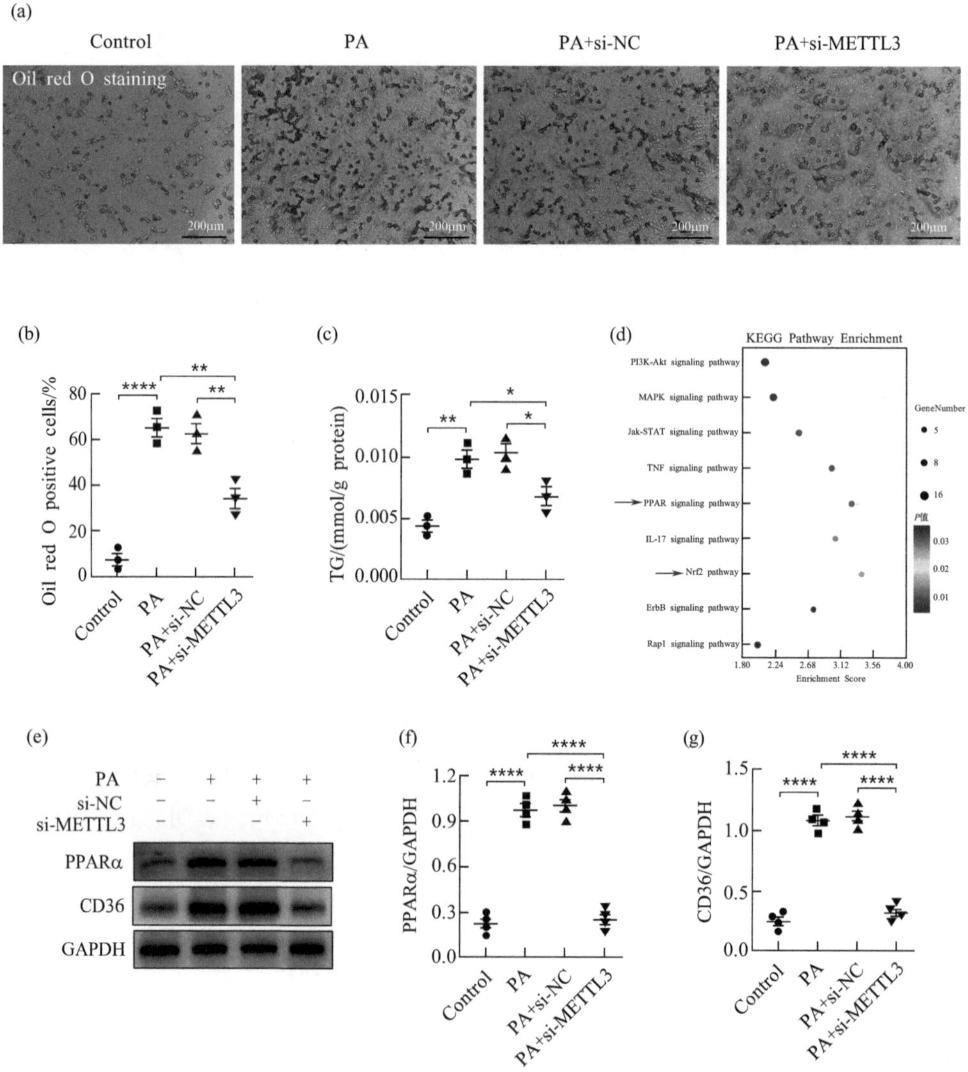

图 5-4　METTL3 敲低显著改善 PA 诱导的心肌细胞脂质沉积

(a)、(b) 心肌细胞油红 O 染色代表性图像及其定量分析，比例尺：200μm；

(c) 心肌细胞 TG 含量统计结果；(d) 运动后肥胖小鼠心肌差异表达基因的 KEGG 通路分析；

(e)～(g) 通过 Western blot 检测心肌细胞 PPARα 和 CD36 的蛋白表达

数据以均数±标准误表示，* $P<0.05$，** $P<0.01$，**** $P<0.0001$

5.2.4 METTL3敲低显著改善PA诱导的心肌细胞氧化应激，提高抗氧化能力

DHE染色显示，与Control组比较，PA干预显著增加心肌细胞ROS水平（$P<0.0001$）；与PA＋si-NC组比较，PA＋si-METTL3组的ROS水平显著降低（$P<0.001$）[图5-5，(a)、(b)]。生化试剂盒结果显示，与Control组比较，PA干预显著增加心肌细胞MDA含量（$P<0.0001$），降低T-SOD和GSH-Px活性（$P<0.01$，$P<0.001$）；与PA＋si-NC组比较，PA＋si-METTL3组的MDA含量显著降低（$P<0.05$），T-SOD和GSH-Px活性显著增加（$P<0.05$）[图5-5，(c)～(e)]。表明，敲低METTL3可以显著改善PA诱导的心肌细胞氧化应激，提高抗氧化能力。

通过高脂饮食组和高脂饮食运动组小鼠心肌差异表达基因的KEGG通路分析，发现Nrf2信号通路显著富集[图5-4，(d)]。有研究表明，METTL3介导的m6A甲基化可通过调节Nrf2信号通路改善黏菌素诱导的肾脏氧化应激和细胞凋亡。基于此，推测运动诱导的Nrf2信号通路改变是通过下调METTL3介导的。因此，我们检测了敲低METTL3后Nrf2及其下游抗氧化蛋白的表达。

Western blot结果显示，与Control组比较，PA干预显著降低心肌细胞核Nrf2蛋白表达（$P<0.0001$），增加胞浆Nrf2蛋白表达（$P<0.0001$）；与PA＋si-NC组比较，PA＋si-METTL3组的心肌细胞核Nrf2蛋白表达显著增加（$P<0.0001$），胞浆Nrf2蛋白表达显著降低（$P<0.001$）[图5-5，(f)～(h)]。表明，METTL3敲低可以介导Nrf2核异位，引起Nrf2活化。

与Control组比较，PA干预显著降低心肌细胞HO-1和NQO-1蛋白表达（$P<0.001$，$P<0.0001$）；与PA＋si-NC组比较，PA＋si-METTL3组的心肌细胞HO-1和NQO-1蛋白表达显著增加（$P<0.05$，$P<0.0001$）[图5-5，(f)、(i)、(j)]。

以上结果表明，PA干预导致心肌细胞氧化应激水平升高，抗氧化能力降低；METTL3敲低显著改善PA诱导的心肌细胞氧化应激损伤，提高抗氧化能力，其机制与Nrf2的转录激活有关。

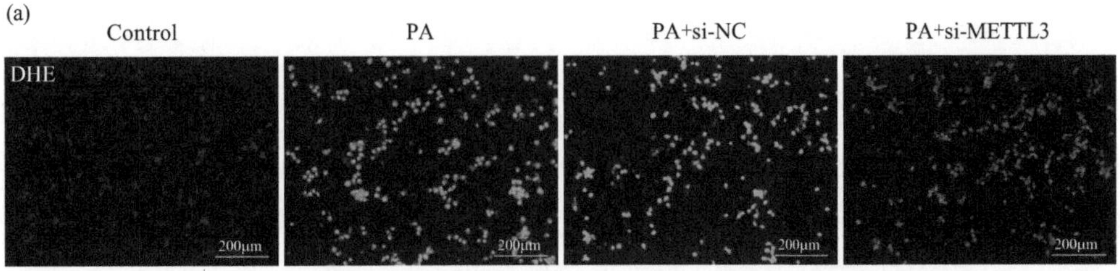

图5-5

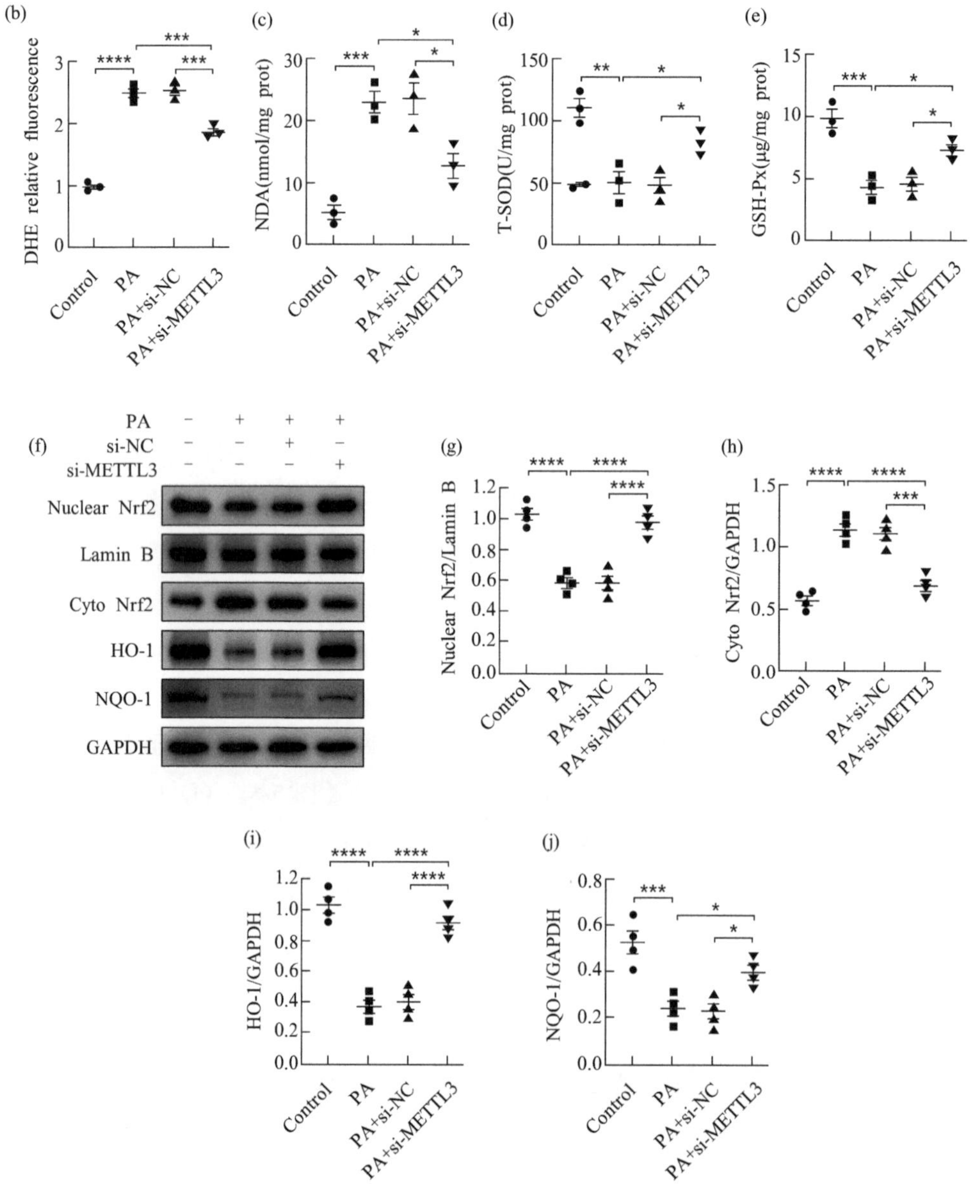

图 5-5 METTL3 敲低显著改善 PA 诱导的心肌细胞氧化应激，提高抗氧化能力

(a)、(b) 心肌细胞 DHE 染色代表性图像及其定量分析，比例尺：200μm；

(c)～(e) 心肌细胞 MDA 含量、T-SOD 和 GSH-Px 活性统计结果；

(f)～(j) 通过 Western blot 检测心肌细胞 HO-1、NQO-1 以及细胞核、胞浆 Nrf2 的蛋白表达

数据以均数±标准误表示，* $P<0.05$，** $P<0.01$，*** $P<0.001$，**** $P<0.0001$

5.2.5 METTL3 敲低显著改善 PA 诱导的心肌细胞凋亡

TUNEL 染色显示，与 Control 组比较，PA 干预显著增加心肌细胞 TUNEL 阳性凋亡细胞数量（$P<0.0001$）；与 PA+si-NC 组比较，PA+si-METTL3 组的 TUNEL 阳性凋亡细胞数量显著降低（$P<0.01$）[图 5-6，(a)、(b)]。

Western blot 结果显示，与 Control 组比较，PA 干预显著增加心肌细胞 Bax/Bcl-2 比值和 Cleaved Caspase-3 蛋白表达（$P<0.0001$）；与 PA+si-NC 组比较，PA+si-METTL3 组的心肌细胞 Bax/Bcl-2 比值和 Cleaved Caspase-3 蛋白表达显著降低（$P<0.01$，$P<0.0001$）[图 5-6，(c)～(e)]。

以上结果表明，METTL3 敲低显著改善 PA 诱导的心肌细胞凋亡。

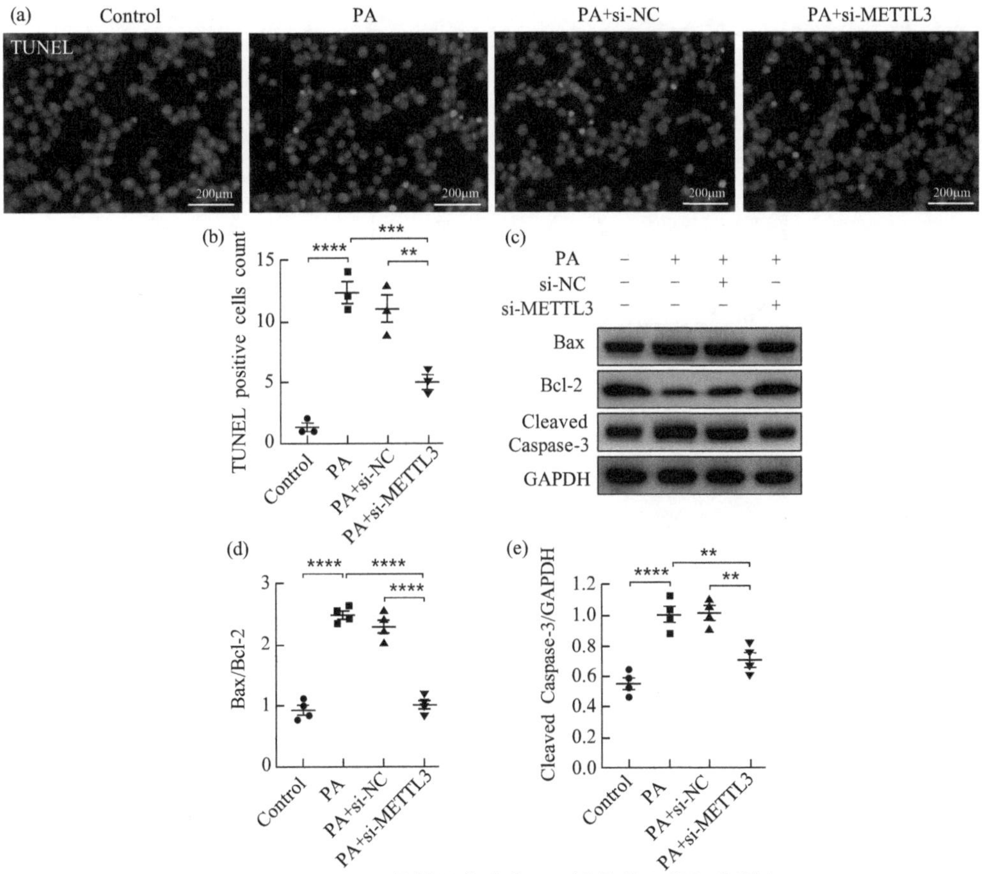

图 5-6 METTL3 敲低显著改善 PA 诱导的心肌细胞凋亡

(a)、(b) 心肌细胞 TUNEL 染色代表性图像及其定量分析，比例尺：200μm，红色荧光为阳性凋亡细胞；(c)～(e) 通过 Western blot 检测小鼠心肌 Bax、Bcl-2 和 Cleaved Caspase-3 的蛋白表达

数据以均数±标准误表示，** $P<0.01$，*** $P<0.001$，**** $P<0.0001$

5.2.6 PPARα 激动剂 Wy-14643 削弱 METTL3 敲低对心肌细胞脂质沉积的改善作用

为了进一步探讨 PPARα 在 METTL3 敲低对心肌细胞脂质沉积的改善作用，我们采用 PPARα 激动剂 Wy-14643 进行预处理。

油红 O 染色和 Western blot 结果显示，与 PA＋si-METTL3 组比较，PA＋si-METTL3＋Wy-14643 组的心肌细胞脂滴面积、TG 含量、PPARα 和 CD36 蛋白表达均显著增加（$P<0.05$，$P<0.0001$）（图 5-7）。

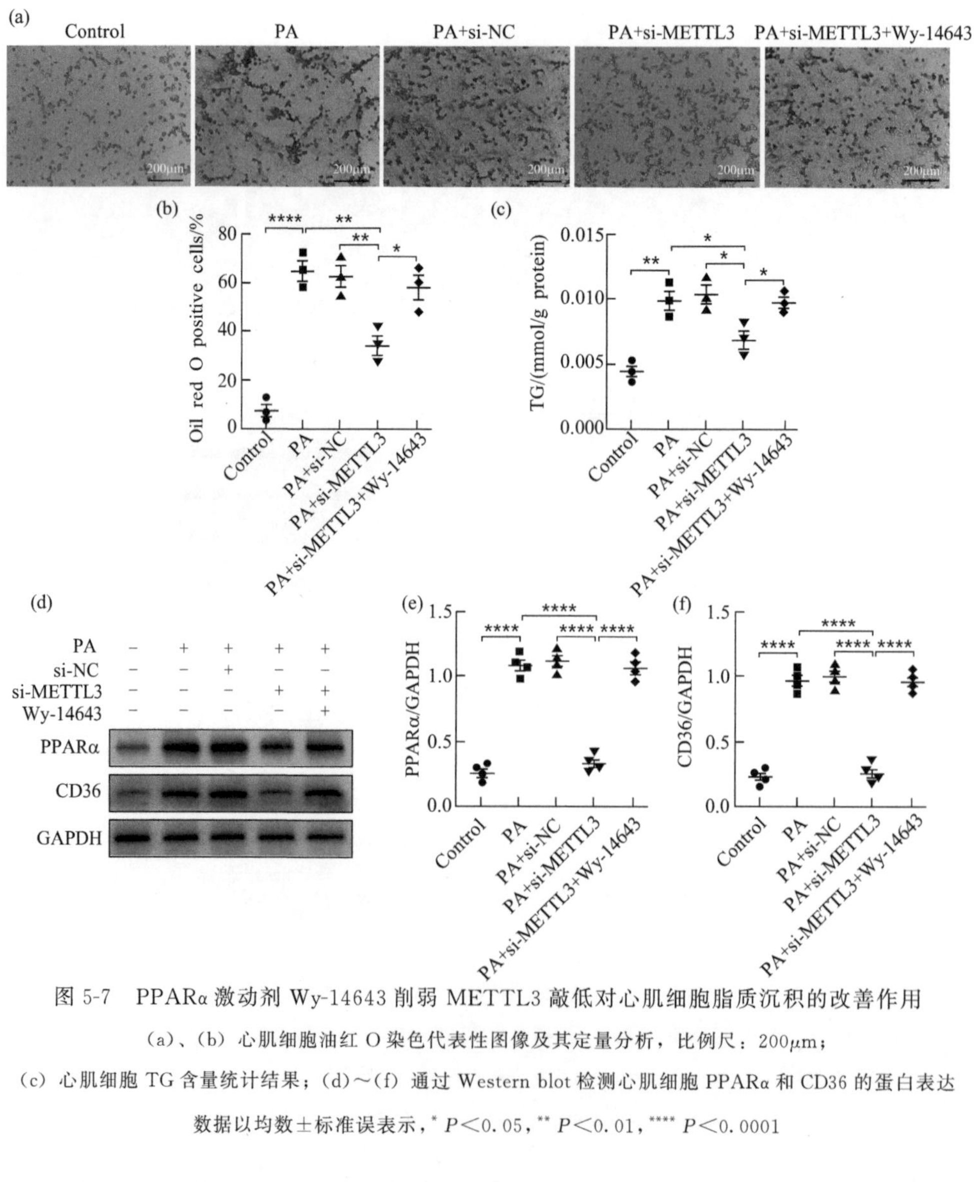

图 5-7 PPARα 激动剂 Wy-14643 削弱 METTL3 敲低对心肌细胞脂质沉积的改善作用

(a)、(b) 心肌细胞油红 O 染色代表性图像及其定量分析，比例尺：200μm；

(c) 心肌细胞 TG 含量统计结果；(d)～(f) 通过 Western blot 检测心肌细胞 PPARα 和 CD36 的蛋白表达

数据以均数±标准误表示，* $P<0.05$，** $P<0.01$，**** $P<0.0001$

以上结果表明，PPARα 激动剂 Wy-14643 显著削弱 METTL3 敲低对心肌细胞脂质沉积的改善作用，敲低 METTL3 可以部分通过调节 PPARα-CD36 信号通路，改善 PA 诱导的心肌细胞脂质沉积。

5.2.7 Nrf2 抑制剂 ML385 拮抗 METTL3 敲低对心肌细胞的抗氧化和抗凋亡作用

Nrf2 在细胞凋亡中也发挥着重要作用。为了进一步探讨 Nrf2 在 METTL3 敲低对心肌细胞的抗氧化和抗凋亡作用，我们采用 Nrf2 抑制剂 ML385 进行预处理。

TUNEL 染色和 Western blot 结果显示，与 PA＋si-METTL3 组比较，PA＋si-METTL3＋ML385 组的心肌细胞 ROS 水平和 MDA 含量显著增加（$P<0.05$，$P<0.01$）[图 5-8，(a)～(c)]，T-SOD、GSH-Px 活性、HO-1 和 NQO-1 以及细胞核 Nrf2 的蛋白表达显著降低（$P<0.05$，$P<0.001$，$P<0.0001$）[图 5-8，(d)～(j)]。

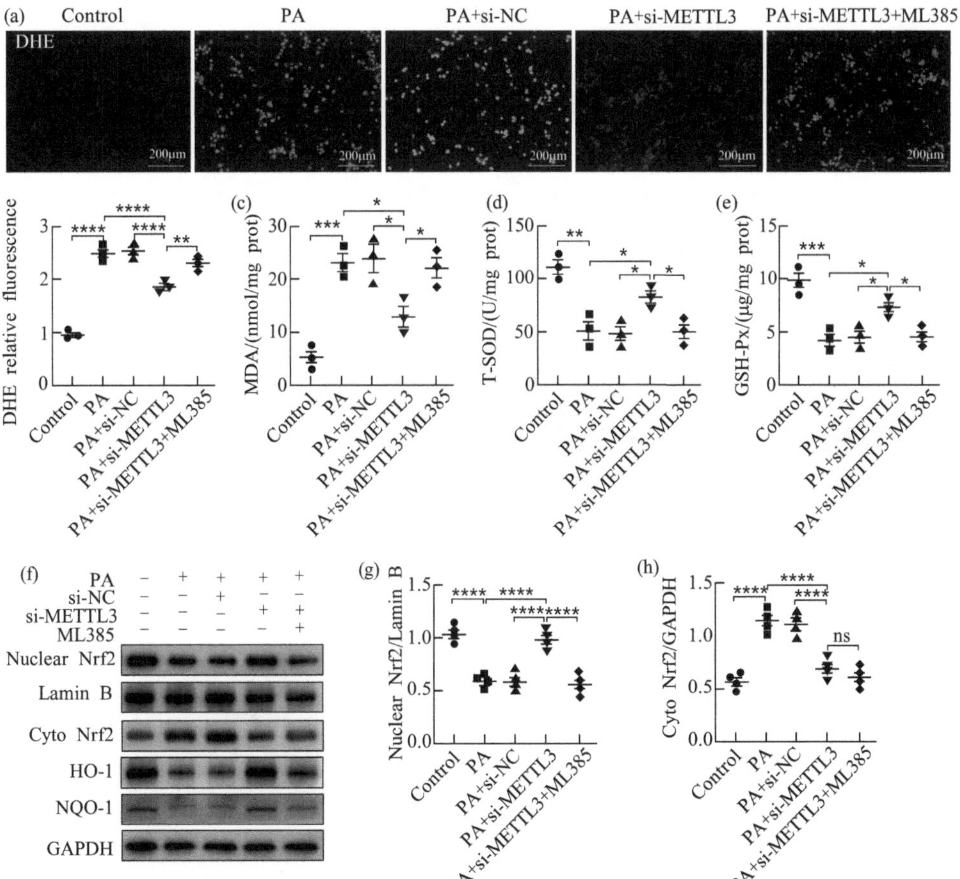

图 5-8

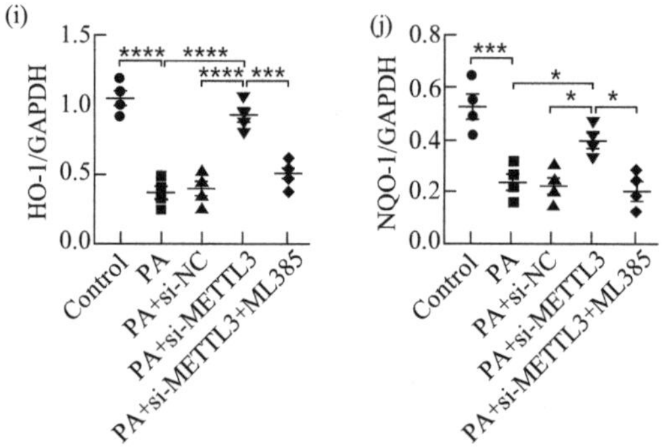

图 5-8　Nrf2 抑制剂 ML385 拮抗 METTL3 敲低对心肌细胞的抗氧化作用

（a）、（b）心肌细胞 DHE 染色代表性图像及其定量分析，比例尺：200μm；

（c）～（e）心肌细胞 MDA 含量、T-SOD 和 GSH-Px 活性统计结果；

（f）～（j）通过 Western blot 检测心肌细胞 HO-1、NQO-1 以及细胞核、胞浆 Nrf2 的蛋白表达

数据以均数±标准误表示，* $P<0.05$，** $P<0.01$，*** $P<0.001$，**** $P<0.0001$；

ns，无显著性差异

TUNEL 染色和 Western blot 结果显示，与 PA＋si-METTL3 组比较，PA＋si-METTL3＋ML385 组的心肌细胞 TUNEL 阳性凋亡细胞数量、Bax/Bcl-2 比值和 Cleaved Caspase-3 蛋白表达显著增加（$P<0.01$，$P<0.0001$）（图 5-9）。

以上结果表明，Nrf2 抑制剂 ML385 显著拮抗 METTL3 敲低对心肌细胞的抗氧化和抗凋亡作用，敲低 METTL3 可以部分通过调节 Nrf2 信号通路，改善 PA 诱导的心肌细胞氧化应激和细胞凋亡。

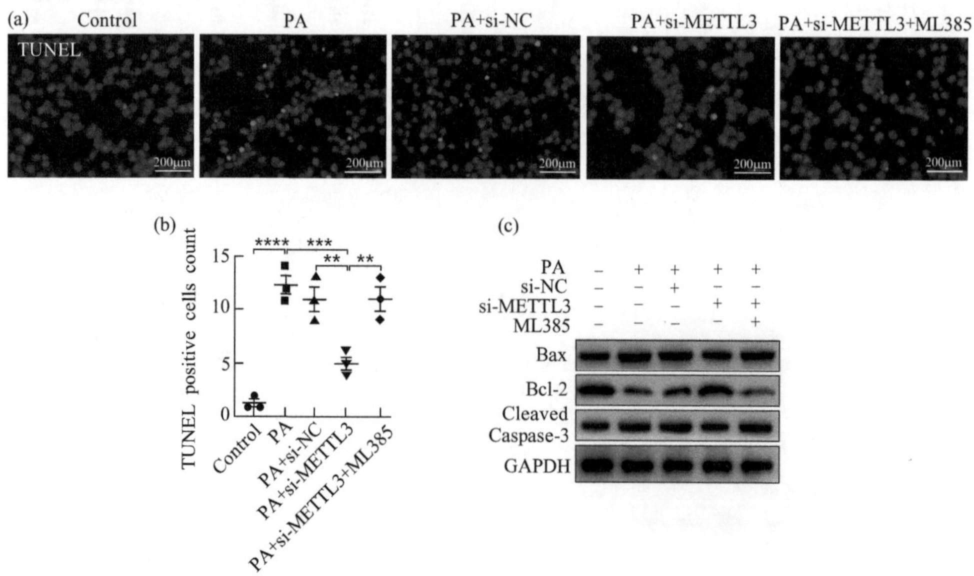

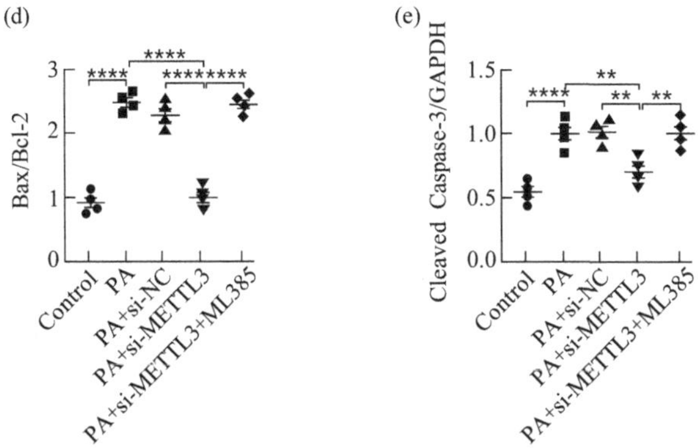

图 5-9 Nrf2 抑制剂 ML385 拮抗 METTL3 敲低对心肌细胞的抗凋亡作用

(a)、(b) 心肌细胞 TUNEL 染色代表性图像及其定量分析，比例尺：200μm，红色荧光为阳性凋亡细胞；(c)～(e) 通过 Western blot 检测小鼠心肌 Bax、Bcl-2、Cleaved Caspase-3 的蛋白表达

数据以均数±标准误表示，** $P<0.01$，*** $P<0.001$，**** $P<0.0001$

5.3 讨论与分析

5.3.1 PA 干预对心肌细胞 m6A 甲基化和 METTL3 表达的影响

PA 是人体血液中含量最多的饱和脂肪酸，也是模拟高脂饮食诱导的肥胖性心肌重塑、建立心肌细胞脂毒性损伤体外模型的有效添加剂。研究表明，PA 干预可以诱导体外心肌细胞凋亡、氧化应激水平升高、细胞肥大和糖脂代谢紊乱等。Jiao 等研究发现，浓度 250μmol/L 的 PA 干预 C2C12 细胞 24h 后，METTL3 的基因和蛋白表达均显著上调，氧化应激水平增加。Xiong 等研究表明，浓度 400μmol/L 的 PA 干预诱导 GC-2 细胞，m6A 甲基化水平和 METTL3 蛋白表达显著升高。然而，PA 干预对心肌细胞 m6A 甲基化水平和 METTL3 表达的影响尚未见相关报道。

我们通过分离乳鼠心肌细胞，探讨不同浓度 PA（50、100、200、400 和 800μmol/L）干预 24h 对心肌细胞 m6A 甲基化水平和 METTL3 表达的影响。结果显示，PA 呈剂量依赖性地降低心肌细胞活力，提高心肌细胞 m6A 甲基化水平、METTL3 和 FTO 蛋白表达。第 3 章的动物实验表明，高脂饮食小鼠心肌 METTL3 表达上调，FTO 表达下调。METTL3 体内体外表达趋势一致，而 FTO 体内体外表达趋势相反。因此，METTL3 是 PA 诱导心肌细胞 m6A 甲基化水平上调的关键调节因子。

5.3.2 敲低 METTL3 通过调节 PPARα-CD36 信号通路改善 PA 诱导的心肌细胞脂质沉积

METTL3 可以通过调节脂代谢改善机体代谢紊乱。昼夜节律的转录调节对于脂质代谢稳态至关重要。Li 等研究发现，肝脏特异性过表达 METTL3 进一步加剧了高脂饮食小鼠脂质代谢紊乱和胰岛素抵抗，而肝脏特异性敲除 METTL3 通过延长脂质代谢调控因子 Lpin1 的 mRNA 半衰期，进而改善肝脏脂质代谢紊乱和胰岛素抵抗。Peng 等发现，METTL3 在 NAFLD 小鼠肝脏和 FFA 处理的肝细胞中表达上调，敲低 METTL3 可以通过促进肝脏自噬和清除脂滴，改善脂毒性，而肝脏 METTL3 过表达导致脂毒性进一步增强。本书结果显示，PA 干预显著增加心肌细胞脂滴面积和 TG 含量，激活脂代谢关键信号通路 PPARα-CD36，证实 PA 可诱导心肌细胞脂代谢功能紊乱。而敲低 METTL3 可以显著降低心肌细胞脂滴面积和 TG 含量，下调 PPARα 和 CD36 蛋白表达，表明 METTL3 敲低可显著改善 PA 诱导的心肌细胞脂质沉积，其机制与 PPARα-CD36 信号通路的抑制有关。

PPARα 是介导脂毒性心肌病的重要脂肪酸转录因子。MHC-PPARα 小鼠表现出心肌脂质沉积和心功能紊乱，而敲除 CD36 通过增加心肌葡萄糖摄取和氧化显著改善 MHC-PPARα 小鼠心肌脂毒性。胰高血糖素样肽-1(GLP-1) 是 T2DM 药物的新型治疗靶点，GLP-1 类似物 Exendin-4 显著改善糖尿病小鼠心肌脂质积累、氧化应激、炎症和细胞凋亡，PPARα 激动剂 Wy-14643 和 Exendin-4 的联合使用则消除了 Exendin-4 对糖尿病小鼠心肌肥大和纤维化的保护作用，而敲除 PPARα 对心脏功能的影响与 Exendin-4 治疗基本相同。以上研究表明，过表达 PPARα 不仅可以诱导脂毒性心肌病的发生，还可以削弱药物治疗或其他治疗手段对脂毒性心肌病的保护作用。

m6A 甲基化与脂代谢关系密切，m6A 甲基转移酶 METTL3 可以通过调节 PPARα 表达改善脂质沉积。研究发现，白藜芦醇通过降低高脂饮食小鼠肝脏 m6A 甲基化水平，上调 PPARα 表达，改善脂质代谢紊乱。敲除小鼠肝脏昼夜节律基因 BMAL1 通过提高 METTL3 表达增加 PPARα 的 mRNA 甲基化，进而影响 PPARα 的转录和翻译，导致肝脏脂质增加。通过高脂饮食组和高脂饮食运动组小鼠心肌差异表达基因的 KEGG 通路分析，发现 PPAR 信号通路显著富集。值得注意的是，在第 3 章中发现 MICT 和 HIIT 干预均可以显著抑制肥胖小鼠心肌 PPARα-CD36 信号通路脂质沉积，改善心肌脂毒性。基于此，推测运动诱导的 PPARα 信号通路改变是通过下调 METTL3 介导的，PPARα 可能是 METTL3 调节脂代谢的下游信号分子。因此，采用 PPARα 激动剂 Wy-14643 进行预处理，结果显示，与 PA+si-METTL3 组比较，PA+si-METTL3+Wy-14643 组的心肌细胞脂滴面积、TG 含量、PPARα 和 CD36 蛋白表达显著增加。PPARα 激动剂 Wy-14643 显著削弱 METTL3 敲低对心肌细胞脂质沉积的改善作用，敲低 METTL3 可以部分通过调节 PPARα-CD36 信号通路改善 PA 诱导的心肌细胞脂质沉积。

5.3.3 敲低 METTL3 通过调节 Nrf2 信号通路改善 PA 诱导的心肌细胞氧化应激和细胞凋亡

METTL3 可通过调节机体氧化应激和细胞凋亡参与心血管疾病的病理生理过程。Qi 等研究表明，心梗大鼠心肌 METTL3 表达，显著增加，慢病毒介导 shRNA 沉默心肌 METTL3 表达，显著抑制心梗大鼠心肌 TRAF6/NF-κB 信号通路，降低 TNF-α、IL-1β 和 NOX2 表达以及 ROS 水平，抑制氧化应激和炎症损伤。Zhang 等研究显示，敲低 METTL3 可以增加 PGC-1α mRNA 的表达，从而改善线粒体功能障碍，抑制 oxLDL 诱导的单核细胞炎症。STAT1 是调控促炎巨噬细胞的主要转录因子，Liu 等发现小鼠巨噬细胞 M1 极化后 METTL3 显著上调，METTL3 介导的 STAT1 mRNA 甲基化显著提高了其 mRNA 的稳定性，METTL3-STAT1 介导的巨噬细胞极化可以作为潜在的抗炎靶标。Tang 等研究发现，I/R 诱导心肌细胞 m6A 甲基化水平、METTL3 蛋白表达、ROS 水平和 MDA 含量显著上调，SOD 活性显著下降，siRNA 敲低 METTL3 后，ROS 水平和 MDA 含量显著降低，SOD 活性显著升高，显著改善 I/R 诱导的心肌细胞氧化应激损伤。本书结果表明，PA 干预显著增加心肌细胞 ROS 水平和 MDA 含量，降低 T-SOD 和 GSH-Px 活性，抑制核 Nrf2 及其下游抗氧化蛋白 HO-1 和 NQO-1 的表达，证实 PA 可诱导心肌细胞氧化应激损伤。而敲低 METTL3 可以显著降低心肌细胞 ROS 水平和 MDA 含量，提高 T-SOD 和 GSH-Px 活性，上调核 Nrf2 及其下游抗氧化蛋白 HO-1 和 NQO-1 的表达，表明 METTL3 敲低可以显著改善 PA 诱导的心肌细胞氧化应激损伤，提高抗氧化能力，其机制与 Nrf2 信号通路的激活有关。

研究发现，METTL3 介导的 m6A 甲基化可通过调节 Keap1/Nrf2 信号通路改善黏菌素诱导的肾脏氧化应激和细胞凋亡。通过高脂饮食组和高脂饮食运动组小鼠心肌差异表达基因的 KEGG 通路分析，发现 Nrf2 信号通路显著富集。第 3 章中发现 MICT 和 HIIT 干预均可以显著激活肥胖小鼠心肌 Nrf2 抗氧化信号通路，抑制心肌氧化应激。基于此，我们推测 Nrf2 抗氧化信号通路在 METTL3 调节氧化应激中发挥重要作用。因此我们采用Nrf2抑制剂ML385进行预处理，结果显示，与PA＋si-METTL3组比较，PA＋si-METTL3＋ML385组的心肌细胞ROS水平和MDA含量显著增加，T-SOD、GSH-Px活性、HO-1和NQO-1以及细胞核Nrf2的蛋白表达显著降低。Nrf2抑制剂ML385显著拮抗METTL3敲低对心肌细胞的抗氧化作用，敲低METTL3可以部分通过调节Nrf2信号通路改善PA诱导的心肌细胞氧化应激。

METTL3在心肌细胞凋亡中发挥着重要作用。在心肌细胞H/R损伤模型和I/R心肌组织中，METTL3表达显著增加，敲低METTL3可以通过上调TFEB mRNA甲基化增强自噬通量，进而抑制H/R诱导的心肌细胞凋亡。Su等研究发现，在H_2O_2处理的H9C2心肌细胞和I/R损伤的大鼠心肌中，METTL3和METTL14表达显著降低，缺氧预处理显著上调METTL3和METTL14表达，抑制H_2O_2诱导的H9C2心肌细胞凋亡，METTL3或METTL14敲低显著逆转了缺氧预处理的抗凋亡作用，其机制与lncRNA H19的m6A水平降低有关。Zhao等研究显示，METTL3表达在心梗患者心脏、心梗大鼠和小鼠以及缺氧暴露的心肌细胞中均显著下降，METLL3过表达可以抑制缺氧诱导的心肌细胞凋亡，促进心肌细胞增殖，而敲低METLL3则进一步增加了心肌细胞凋亡，动物实验证实METTL3心脏特异性过表达可以抑制心梗大鼠心肌细胞凋亡，促进心肌细胞增殖，改善心肌纤维化。在机制上，METTL3通过以DGCR8依赖性pri-miRNA加工方式上调增殖相关的miR-17-3p改善心梗大鼠的心肌细胞增殖，提升心功能。以上研究表明，METTL3在不同器官组织和不同病理条件下发挥着不同的作用，靶向METTL3可能是抑制心肌细胞凋亡的有效策略。脂代谢异常和氧化应激损伤可以诱导心肌细胞发生坏死和凋亡。本书结果显示，PA干预显著增加心肌细胞TUNEL阳性凋亡细胞数量、Bax/Bcl-2比值和Cleaved Caspase-3蛋白表达，证实PA可诱导心肌细胞凋亡；而敲低METTL3可以显著降低心肌细胞TUNEL阳性凋亡细胞数量、Bax/Bcl-2比值和Cleaved Caspase-3蛋白表达，表明METTL3敲低可以显著抑制PA诱导的心肌细胞凋亡。

Nrf2不仅是调控氧化应激的关键抗氧化蛋白，也是调节细胞凋亡的重要因子。心肌特异性过表达Nrf2显著激活冠状动脉栓塞大鼠心肌Nrf2/HO-1通路，抑制细胞凋亡，改善心功能。敲除Nrf2可进一步增强心梗大鼠心肌细胞凋亡，加剧心脏损伤。与野生小鼠比较，Nrf2敲除的正常小鼠和糖尿病小鼠心肌氧化应激水平和细胞凋亡显著增加。萝卜硫素作为Nrf2的特异性激活剂，可以通过增强Nrf2启动子区域中组蛋白H3的乙酰化激活心肌Nrf2，抑制AngII诱导的心肌细胞凋亡。

METTL3 介导的 m6A 甲基化可通过调节 Keap1/Nrf2 信号通路改善粘菌素诱导的肾脏氧化应激和细胞凋亡。提示 Nrf2 可能在 METTL3 敲低抑制 PA 诱导的心肌细胞凋亡中发挥重要作用。因此，我们采用 Nrf2 抑制剂 ML385 进行预处理。结果显示，与 PA + si-METTL3 组比较，PA + si-METTL3 + ML385 组的心肌细胞 TUNEL 阳性凋亡细胞数量、Bax/Bcl-2 比值和 Cleaved Caspase-3 蛋白表达显著增加。Nrf2 抑制剂 ML385 显著削弱 METTL3 敲低对心肌细胞的抗凋亡作用，敲低 METTL3 可以部分通过调节 Nrf2 信号通路改善 PA 诱导的心肌细胞凋亡。

5.4 本章小结

（1）PA 在 100～800μmol/L 的浓度范围内剂量依赖性地降低心肌细胞活力、上调心肌细胞 METTL3 蛋白表达，PA 在 200～800μmol/L 的浓度范围内剂量依赖性地上调心肌细胞 m6A 甲基化水平和心肌细胞 FTO 蛋白表达。表明，PA 干预显著上调心肌细胞 m6A 甲基化水平和 METTL3 蛋白表达。

（2）敲低 METTL3 显著改善 PA 诱导的心肌细胞活力降低。

（3）敲低 METTL3 显著降低心肌细胞脂滴面积、TG 含量、PPARα 和 CD36 蛋白表达。表明，METTL3 敲低可以改善 PA 诱导的心肌细胞脂质沉积，其机制与 PPARα-CD36 信号通路的抑制有关。

（4）敲低 METTL3 显著降低心肌细胞 ROS 水平和 MDA 含量，下调胞浆 Nrf2 蛋白表达，增加 T-SOD 和 GSH-Px 活性以及细胞核 Nrf2 蛋白表达，上调 HO-1 和 NQO-1 蛋白表达。METTL3 敲低显著改善 PA 诱导的心肌细胞氧化应激损伤，提高抗氧化能力，其机制与 Nrf2 抗氧化信号通路的激活有关。

（5）敲低 METTL3 显著降低心肌细胞 TUNEL 阳性凋亡细胞数量、Bax/Bcl-2 比值和 Cleaved Caspase-3 蛋白表达。表明，METTL3 敲低显著改善 PA 诱导的心肌细胞凋亡。

（6）PPARα 激动剂 Wy-14643 干预显著增加心肌细胞脂滴面积、TG 含量、PPARα 和 CD36 蛋白表达。表明，Wy-14643 显著削弱 METTL3 敲低对心肌细胞脂质沉积的改善作用，敲低 METTL3 部分通过调节 PPARα-CD36 信号通路改善 PA 诱导的心肌细胞脂质沉积。

（7）Nrf2 抑制剂 ML385 干预显著增加心肌细胞 ROS 水平、MDA 含量、TUNEL 阳性凋亡细胞数量、Bax/Bcl-2 比值和 Cleaved Caspase-3 蛋白表达，降低 T-SOD 和 GSH-Px 活性、HO-1 和 NQO-1 以及细胞核 Nrf2 的蛋白表达。表明，

ML385 显著拮抗 METTL3 敲低对心肌细胞的抗氧化和抗凋亡作用，敲低 METTL3 部分通过调节 Nrf2 信号通路改善 PA 诱导的心肌细胞氧化应激和细胞凋亡。

综上，PA 干预显著上调心肌细胞 m6A 甲基化水平和 METTL3 蛋白表达。METTL3 敲低显著改善 PA 诱导的心肌细胞脂质沉积，其机制与 PPARα-CD36 信号通路的抑制有关；METTL3 敲低显著改善 PA 诱导的心肌细胞氧化应激和细胞凋亡，其机制与 Nrf2 信号通路的激活有关。

参考文献

[1] Boutari C, Mantzoros C S. A 2022 update on the epidemiology of obesity and a call to action: as its twin COVID-19 pandemic appears to be receding, the obesity and dysmetabolism pandemic continues to rage on[J]. Metabolism, 2022, 133: 155217.

[2] Mahase E. Obesity: no european country is on track to halt rising levels by 2025, WHO warns[J]. BMJ, 2022, 377: 1107.

[3] Ng M, Fleming T, Robinson M, et al. Global, regional, and national prevalence of overweight and obesity in children and adults during 1980-2013: a systematic analysis for the Global Burden of Disease Study 2013[J]. Lancet, 2014, 384(9945): 766-781.

[4] Morgen C S, Sorensen T I. Obesity: global trends in the prevalence of overweight and obesity[J]. Nat Rev Endocrinol, 2014, 10(9): 513-514.

[5] Lipke K, Kubis-Kubiak A, Piwowar A. Molecular mechanism of lipotoxicity as an interesting aspect in the development of pathological states-current view of knowledge[J]. Cells, 2022, 11(5): 844.

[6] Yazici D, Sezer H. Insulin resistance, obesity and lipotoxicity[J]. Adv Exp Med Biol, 2017, 960: 277-304.

[7] Joseph J J, Deedwania P, Acharya T, et al. Comprehensive management of cardiovascular risk factors for adults with type 2 diabetes: a scientific statement from the american heart association[J]. Circulation, 2022, 145(9): e722-e759.

[8] Ren J, Wu N N, Wang S, et al. Obesity cardiomyopathy: evidence, mechanisms, and therapeutic implications[J]. Physiol Rev, 2021, 101(4): 1745-1807.

[9] Alpert M A. Obesity cardiomyopathy: pathophysiology and evolution of the clinical syndrome[J]. Am J Med Sci, 2001, 321(4): 225-236.

[10] Powell-Wiley T M, Poirier P, Burke L E, et al. Obesity and cardiovascular disease: a scientific statement from the american heart association[J]. Circulation, 2021, 143(21): e984-e1010.

[11] Wong C, Marwick T H. Obesity cardiomyopathy: diagnosis and therapeutic implications[J]. Nat Clin Pract Cardiovasc Med, 2007, 4(9): 480-490.

[12] Alpert M A, Hashimi M W. Obesity and the heart[J]. Am J Med Sci, 1993, 306(2): 117-123.

[13] Fiuza-Luces C, Santos-Lozano A, Joyner M, et al. Exercise benefits in cardiovascular disease: beyond attenuation of traditional risk factors[J]. Nat Rev Cardiol, 2018, 15(12): 731-743.

[14] 徐祖杰，吕彬彬，秦英，等．运动干预肥胖性心肌病及其机制研究进展[J]. 生命科学，2021，33(6)：718-725.

[15] Mezzani A, Hamm L F, Jones A M, et al. Aerobic exercise intensity assessment and prescription in cardiac rehabilitation: a joint position statement of the European Association for Cardiovascular Prevention and Rehabilitation, the American Association of Cardiovascular and Pulmonary Rehabilitation and the Canadian Association of Cardiac Rehabilitation[J]. Eur J Prev Cardiol, 2013, 20(3): 442-467.

[16] Taylor J L, Holland D J, Keating S E, et al. Short-term and long-term feasibility, safety, and efficacy of high-intensity interval training in cardiac rehabilitation: the FITR heart study randomized clinical trial[J]. JAMA Cardiol, 2020, 5(12): 1382-1389.

[17] Ross L M, Porter R R, Durstine J L. High-intensity interval training(HIIT) for patients with chronic diseases[J]. J Sport Health Sci, 2016, 5(2): 139-144.

[18] Wu G, Zhang X and Gao F. The epigenetic landscape of exercise in cardiac health and disease[J]. J Sport Health Sci, 2021, 10(6): 648-659.

[19] Xu Z, Lv B, Qin Y, et al. Emerging roles and mechanism of m6A methylation in cardiometabolic diseases[J]. Cells, 2022, 11(7): 1101.

[20] Wu S, Zhang S, Wu X, et al. m(6)A RNA methylation in cardiovascular diseases[J]. Mol Ther, 2020, 28(10): 2111-2119.

[21] Wang Y, Gu J, Su T, et al. The role of RNA m6A methylation in lipid metabolism[J]. Front Endocrinol(Lausanne), 2022, 13: 866116.

[22] Li G, Sun Z, Deng W, et al. METTL3 plays a crucial function in multiple biological processes[J]. Acta Histochem, 2022, 124(6): 151916.

[23] Maity A, Das B. N6-methyladenosine modification in mRNA: machinery, function and implications for health and diseases[J]. FEBS J, 2016, 283(9): 1607-1630.

[24] Zaccara S, Ries R J, Jaffrey S R. Reading, writing and erasing mRNA methylation[J]. Nat Rev Mol Cell Biol, 2019, 20(10): 608-624.

[25] Shi H, Wei J, He C. Where, when, and how: context-dependent functions of RNA methylation writers, readers, and erasers[J]. Mol Cell, 2019, 74(4): 640-650.

[26] Liu K, Ju W, Ouyang S, et al. Exercise training ameliorates myocardial phenotypes in heart failure with preserved ejection fraction by changing N6-methyladenosine modification in mice model[J]. Front Cell Dev Biol, 2022, 10: 954769.

[27] Wang L, Wang J, Yu P, et al. METTL14 is required for exercise-induced cardiac hypertrophy and protects against myocardial ischemia-reperfusion injury[J]. Nat Commun, 2022, 13(1): 6762.

[28] Xu Z, Qin Y, Lv B, et al. Effects of moderate-intensity continuous training and high-intensity interval training on testicular oxidative stress, apoptosis and m6A methylation in obese male mice[J]. Antioxidants(Basel), 2022, 11(10): 1874.

[29] Zhang B, Jiang H, Dong Z, et al. The critical roles of m6A modification in metabolic abnormality and cardiovascular diseases[J]. Genes Dis, 2021, 8(6): 746-758.

[30] Liu S, Zhuo L, Wang J, et al. METTL3 plays multiple functions in biological processes[J]. Am J Cancer Res, 2020, 10(6): 1631-1646.

[31] Wang J, Ishfaq M, Xu L, et al. METTL3/m(6)A/miRNA-873-5p attenuated oxidative stress and apoptosis in colistin-induced kidney injury by modulating Keap1/Nrf2 pathway[J]. Front Pharmacol, 2019, 10: 517.

[32] Xia C, Wang J, Wu Z, et al. METTL3-mediated M6A methylation modification is involved in colistin-induced nephrotoxicity through apoptosis mediated by Keap1/Nrf2 signaling pathway[J]. Toxicology, 2021, 462: 152961.

[33] Zhong X, Yu J, Frazier K, et al. Circadian clock regulation of hepatic lipid metabolism by modulation of m(6)A mRNA methylation[J]. Cell Rep, 2018, 25(7): 1816-1828.

[34] Hubert H B, Feinleib M, McNamara P M, et al. Obesity as an independent risk factor for cardiovascular disease: a 26-year follow-up of participants in the Framingham Heart Study[J]. Circulation, 1983, 67(5): 968-977.

[35] Aune D, Sen A, Norat T, et al. Body mass index, abdominal fatness, and heart failure incidence and mortality: a systematic review and dose-response meta-analysis of prospective studies[J]. Circulation, 2016, 133(7): 639-649.

[36] Bhatheja S, Panchal H B, Ventura H, et al. Obesity cardiomyopathy: pathophysiologic factors and nosologic reevaluation[J]. Am J Med Sci, 2016, 352(2): 219-222.

[37] Flegal K M, Kit B K, Orpana H, et al. Association of all-cause mortality with overweight and obesity using standard body mass index categories: a systematic review and meta-analysis[J]. JAMA, 2013, 309(1): 71-82.

[38] Dietz W H. The response of the US Centers for Disease Control and Prevention to the obesity epidemic[J]. Annu Rev Public Health, 2015, 36: 575-596.

[39] Chooi Y C, Ding C, Magkos F. The epidemiology of obesity[J]. Metabolism, 2019, 92: 6-10.

[40] NCD Risk Factor Collaboration(NCD-RisC)Trends in adult body-mass index in 200 countries from 1975 to 2014: a pooled analysis of 1698 population-based measurement studies with 19.2 million participants[J]. Lancet, 2016, 387(10026): 1377-1396.

[41] Bluher M. Obesity: global epidemiology and pathogenesis[J]. Nat Rev Endocrinol, 2019, 15(5): 288-298.

[42] Jebeile H, Kelly A S, O'Malley G, et al. Obesity in children and adolescents: epidemiology, causes, assessment, and management[J]. Lancet Diabetes Endocrinol, 2022, 10(5): 351-365.

[43] NCD Risk Factor Collaboration(NCD-RisC)Worldwide trends in body-mass index, underweight, overweight, and obesity from 1975 to 2016: a pooled analysis of 2416 population-based measurement studies in 128.9 million children, adolescents, and adults[J]. Lancet, 2017, 390(10113): 2627-2642.

[44] Wang L, Zhou B, Zhao Z, et al. Body-mass index and obesity in urban and rural China: findings from consecutive nationally representative surveys during 2004-18[J]. Lancet, 2021, 398(10294): 53-63.

[45] Oussaada S M, van Galen K A, Cooiman M I, et al. The pathogenesis of obesity[J]. Metabolism, 2019, 92: 26-36.

[46] Hall K D, Sacks G, Chandramohan D, et al. Quantification of the effect of energy imbalance on bodyweight[J]. Lancet, 2011, 378(9793): 826-837.

[47] Duffey K J, Gordon-Larsen P, Jacobs D R Jr, et al. Differential associations of fast food and restaurant food consumption with 3-y change in body mass index: the Coronary Artery Risk Development in Young Adults Study[J]. Am J Clin Nutr, 2007, 85(1): 201-208.

[48] Yau A, Berger N, Law C, et al. Changes in household food and drink purchases following restrictions on the advertisement of high fat, salt, and sugar products across the Transport for London network: A controlled interrupted time series analysis[J]. PLoS Med, 2022, 19(2): e1003915.

[49] Sadeghirad B, Duhaney T, Motaghipisheh S, et al. Influence of unhealthy food and beverage marketing on children's dietary intake and preference: a systematic review and meta-analysis of randomized trials[J]. Obes Rev, 2016, 17(10): 945-959.

[50] Sinha R. Role of addiction and stress neurobiology on food intake and obesity[J]. Biol Psychol, 2018, 131: 5-13.

[51] Thorp A A, Healy G N, Owen N, et al. Deleterious associations of sitting time and television viewing time with cardiometabolic risk biomarkers: Australian Diabetes, Obesity and Lifestyle (AusDiab) study 2004-2005[J]. Diabetes Care, 2010, 33(2): 327-334.

[52] Rey-Lopez J P, Vicente-Rodriguez G, Biosca M, et al. Sedentary behaviour and obesity development in children and adolescents[J]. Nutr Metab Cardiovasc Dis, 2008, 18(3): 242-251.

[53] Hamilton M T, Hamilton D G, Zderic T W. Role of low energy expenditure and sitting in obesity, metabolic syndrome, type 2 diabetes, and cardiovascular disease[J]. Diabetes, 2007, 56(11): 2655-2667.

[54] Chaput J P, Dutil C. Lack of sleep as a contributor to obesity in adolescents: impacts on eating and activity behaviors[J]. Int J Behav Nutr Phys Act, 2016, 13(1): 103.

[55] Patel S R, Hu F B. Short sleep duration and weight gain: a systematic review[J]. Obesity (Silver Spring), 2008, 16(3): 643-653.

[56] Cedernaes J, Schioth H B, Benedict C. Determinants of shortened, disrupted, and mistimed sleep and associated metabolic health consequences in healthy humans[J]. Diabetes, 2015, 64(4): 1073-1080.

[57] Beyerlein A, Kusian D, Ziegler A G, et al. Classification tree analyses reveal limited potential for early targeted prevention against childhood overweight[J]. Obesity (Silver Spring), 2014, 22(2): 512-517.

[58] Wu Y, Duan H, Tian X, et al. Genetics of Obesity Traits: A Bivariate Genome-Wide Association Analysis[J]. Front Genet, 2018, 9: 179.
[59] Chen J, Sun M, Adeyemo A, et al. Genome-wide association study of type 2 diabetes in Africa[J]. Diabetologia, 2019, 62(7): 1204-1211.
[60] Bogardus C. Missing heritability and GWAS utility[J]. Obesity (Silver Spring), 2009, 17(2): 209-210.
[61] Wang T, Xu M, Bi Y, et al. Interplay between diet and genetic susceptibility in obesity and related traits[J]. Front Med, 2018, 12(6): 601-607.
[62] Locke A E, Kahali B, Berndt S I, et al. Genetic studies of body mass index yield new insights for obesity biology[J]. Nature, 2015, 518(7538): 197-206.
[63] Li M D. Leptin and beyond: an odyssey to the central control of body weight[J]. Yale J Biol Med, 2011, 84(1): 1-7.
[64] Dong M, Ren J. What fans the fire: insights into mechanisms of leptin in metabolic syndrome-associated heart diseases[J]. Curr Pharm Des, 2014, 20(4): 652-658.
[65] Benchoula K, Khatib A, Jaffar A, et al. The promise of zebrafish as a model of metabolic syndrome [J]. Exp Anim, 2019, 68(4): 407-416.
[66] Musselman L P, Kuhnlein R P. Drosophila as a model to study obesity and metabolic disease[J]. J Exp Biol, 2018, 221(Pt Suppl 1).
[67] Doulberis M, Papaefthymiou A, Polyzos S A, et al. Rodent models of obesity[J]. Minerva Endocrinol, 2020, 45(3): 243-263.
[68] Joost H G, Schurmann A. The genetic basis of obesity-associated type 2 diabetes (diabesity) in polygenic mouse models[J]. Mamm Genome, 2014, 25(9-10): 401-412.
[69] Barton J R, Snook A E, Waldman S A. From leptin to lasers: the past and present of mouse models of obesity[J]. Expert Opin Drug Discov, 2021, 16(7): 777-790.
[70] Preguica I, Alves A, Nunes S, et al. Diet-induced rodent models of obesity-related metabolic disorders-A guide to a translational perspective[J]. Obes Rev, 2020, 21(12): e13081.
[71] Smith H L, Willius F A. Adiposity of the heart: a clinical and pathologic study of one hundred and thirty-six obese patients[J]. Archives of Internal Medicine, 1933, 52(6): 911-931.
[72] Kasper E K, Hruban R H, Baughman K L. Cardiomyopathy of obesity: a clinicopathologic evaluation of 43 obese patients with heart failure[J]. Am J Cardiol, 1992, 70(9): 921-924.
[73] Wong C, Marwick T H. Obesity cardiomyopathy: pathogenesis and pathophysiology[J]. Nat Clin Pract Cardiovasc Med, 2007, 4(8): 436-443.
[74] Lavie C J, Alpert M A, Arena R, et al. Impact of obesity and the obesity paradox on prevalence and prognosis in heart failure[J]. JACC Heart Fail, 2013, 1(2): 93-102.
[75] Alpert M A, Lavie C J, Agrawal H, et al. Obesity and heart failure: epidemiology, pathophysiology, clinical manifestations, and management[J]. Transl Res, 2014, 164(4): 345-356.
[76] Kawarazaki W, Fujita T. The Role of aldosterone in obesity-related hypertension[J]. Am J Hypertens, 2016, 29(4): 415-423.
[77] Rust P, Ekmekcioglu C. Impact of salt intake on the pathogenesis and treatment of hypertension[J]. Adv Exp Med Biol, 2017, 956: 61-84.
[78] Alpert M A, Lavie C J, Agrawal H, et al. Cardiac effects of obesity: pathophysiologic, clinical, and prognostic consequences-a review[J]. J Cardiopulm Rehabil Prev, 2016, 36(1): 1-11.
[79] Schmidt W. Effects of intermittent exposure to high altitude on blood volume and erythropoietic activity[J]. High Alt Med Biol, 2002, 3(2): 167-176.
[80] Lillington G A, Anderson M W, Brandenburg R O. The cardiorespiratory syndrome of obesity[J]. Dis Chest, 1957, 32(1): 1-20.